MANUEL

DE

LA FIÈVRE

ET DE

SON TRAITEMENT DOSIMÉTRIQUE

FIÈVRES ALGIDES : PERNICIEUSES.
CHOLÉRA, FIÈVRES CHAUDES : TYPHOÏDES, ICTÉRODES
(FIÈVRE JAUNE), EXANTHÉMATIQUE, SEPTICÉMIQUE,
HECTIQUE, DYSHÉMIQUE, LENTE NERVEUSE

PAR

LE DOCTEUR BURGGRAEVE

Professeur émérite de l'Université de Gand (Belgique),
chirurgien principal de l'hôpital civil de la même ville, membre
titulaire de l'Académie royale de médecine
de Belgique, membre correspondant des Académies
et Sociétés médico chirurgicales de Madrid, Lisbonne, Moscou
Saint-Pétersbourg, Paris, etc.
Auteur de la *Nouvelle Méthode dosimétrique*.

TROISIÈME ÉDITION

Paris

A L'INSTITUT DOSIMÉTRIQUE
CH. CHANTEAUD ET Cie
RUE DES FRANCS-BOURGEOIS, 54

1879

MANUEL DE LA FIÈVRE

DÉPOSÉ.

Bruxelles. — Imprimerie et lithographie Ve Ch. Vanderauwera,
8, rue de la Sablonnière.

MANUEL

DE

LA FIÈVRE

ET DE

SON TRAITEMENT DOSIMÉTRIQUE

FIÈVRES ALGIDES : PERNICIEUSES.
CHOLÉRA, FIÈVRES CHAUDES : TYPHOÏDES, ICTÉRODES (FIÈVRE JAUNE), EXANTHÉMATIQUE, SEPTICÉMIQUE, HECTIQUE, DYSHÉMIQUE, LENTE NERVEUSE

PAR

LE DOCTEUR BURGGRAEVE

Professeur émérite de l'Université de Gand (Belgique), chirurgien principal de l'hôpital civil de la même ville, membre titulaire de l'Académie royale de médecine de Belgique, membre correspondant des Académies et Sociétés médico chirurgicales de Madrid, Lisbonne, Moscou Saint-Pétersbourg, Paris, etc.
Auteur de la *Nouvelle Méthode dosimétrique.*

Paris
A L'INSTITUT DOSIMÉTRIQUE
CH. CHANTEAUD ET Cie
RUE DES FRANCS-BOURGEOIS, 54

1879

A MONSIEUR

LE DOCTEUR LOUIS HÉBERT

Pharmacien en chef de l'Hôtel-Dieu de Paris.

Très-honoré Confrère,

Quoique les médecins n'aient et ne puissent avoir de complaisances entre eux quand il s'agit de questions qui touchent à leur art, c'est-à-dire à la vie de leurs malades, je ne puis laisser échapper cette occasion de vous dire combien je vous suis redevable pour l'appui que vous avez bien voulu prêter à la méthode dosimétrique en la prenant sous la garantie de votre réputation, si justement acquise, de loyauté scientifique.

—

Il n'y a pas de doute que sans vous j'eusse été violemment attaqué, et que mes intentions eussent été in-

criminées, en vertu du principe de Basile : « CALOMNIER A DIRE D'EXPERT ! »

Voyant que vous vous étiez franchement rallié à la méthode nouvelle, on l'a laissée passer sans rien dire, espérant l'étouffer sous le boisseau du silence. Mais ses adversaires n'ont pas compté avec ces nombreux praticiens dont la voix s'est élevée de toutes parts pour affirmer hautement les avantages que leur procure chaque jour le traitement dosimétrique.

—

On peut donc dire que la cause de ce dernier est aujourd'hui gagnée devant le public tant médical que non-médical, tous deux également intéressés à la question.

—

Cela n'a fait qu'accroître la dette de reconnaissance que j'ai contractée envers mes adhérents ; qu'ils veulent bien en recevoir ici, collectivement, la déclaration.

—

Croyez, mon cher Confrère, à toute mon estime et à mon inaltérable amitié.

Dr BURGGRAEVE.

PRÉFACE

La question de l'essentialité de la fièvre est une de celles qui ont le plus divisé les médecins.

—

A la vivacité des débats on a pu voir qu'il s'agissait d'une question de vie ou de mort. *Be or not to be!*

—

Après la tentative échouée de Hahnemann, celle de réduire les phénomènes morbides — ainsi que les médicaments — à leur dynamicité, les *organiciens* se sont emparés de la place en proclamant ce principe : « Il n'y a pas de fièvre sans lésion organique. » — Et la Déité à laquelle les anciens avaient élevé des autels — *Febris diva* — a été obligée de rentrer dans le cortége — souvent banal — des symptômes morbides.

—

On n'a donc plus fait que ce que le docteur A. Latour nomme une « *inutile histoire naturelle.* »

—

Le mot « inutile » serait juste s'il ne s'agissait de la vie de nos semblables. Rien, au contraire, n'a été plus nuisible que le *nihilisme* dans lequel beaucoup de médecins se tenaient renfermés.

—

Nihilisme, cela veut dire manque de foi et non de moyens ; car jamais, au contraire, l'art n'a été aussi riche en ressources pharmaceutiques. Malheureusement, ces ressources n'existaient que pour mémoire ; et le *sous-clef* d'ordonnance leur servait de prison et de tombeau ; car faute d'être employés, ils se gâtaient — nous voulons parler des alcaloïdes.

—

A quoi ont tenu ces non-prescriptions ? D'abord à la crainte que ces... poisons inspiraient aux praticiens. On le leur avait tant répété sur tous les tons, qu'ils n'osaient prescrire les alcaloïdes de peur que leurs malades ne fussent foudroyés.

—

Dans les Matières médicales, il n'était, en effet, question que de l'action toxique de ces médicaments; — et il ne pouvait en être autrement, expérimentant sur des animaux, dans l'état physiologique.

—

Pour s'assurer que la digitaline ralentit les mouvements du cœur, on allait jusqu'à les suspendre; on faisait comme dans les vivisections, c'est-à-dire qu'on tuait la pauvre bête. *In anima vili!*

—

Cependant, qui peut le plus peut le moins; c'est-à-dire que les alcaloïdes, à côté de leur action toxique ont une action physiologique.

—

Nous ne parlons pas de leur action *similaire* (*similia similibus*); car Hahnemann s'étant servi primitivement de médicaments composés *réels*, il était tombé en plein dans l'allopathie; seulement, il a voulu éviter ces troubles en faisant de ses remèdes des mythes, c'est-à-dire en ne s'adressant plus qu'à l'imagination et la foi aveugle de ses malades. Il fallut croire à la présence réelle, sous peine de rester dans la catégorie des réprouvés.—Ainsi procèdent toutes les religions établies en dehors de la raison !

—

La pharmacodynamie ne pouvait donc s'asseoir que sur l'expérimentation clinique, puisque c'est la seule qui présente une base réelle. Pour savoir comment un médicament guérit une maladie, il faut qu'il y ait maladie, c'est-à-dire trouble fonctionnel. Et ici encore on voit la préexistence de la fièvre à la lésion matérielle ; car celle-ci peut parfaitement exister sans qu'il y ait fièvre. La chirurgie nous en offre chaque jour des exemples.

—

Qu'est-ce que donc que la fièvre ? — ou plutôt quand existe-t-elle ? car en médecine il est difficile d'aller au fond des choses :

Felix qui rerum poterit cognoscere causas.

Il y a fièvre quand il y a surélévation de la chaleur animale et du pouls. Celui qui voudrait savoir en quoi cette surélévation consiste, ferait comme l'imprudent qui appliquerait la main sur un poêle rougi. Il lui en cuirait, — comme il en cuit également aux pauvres malades quand on ne fait rien pour faire tomber ce calorique morbide.

—

Ainsi font les organiciens, toujours en quête de la lésion matérielle — comme l'astronome, de quelque astre nouveau. Broussais plaçait tout dans l'estomac, comme si tous les autres organes n'avaient été que ses satellites. « La fièvre n'est, en réalité, qu'un phénomène symptomatique ou le résultat d'une douleur qui partant de l'estomac, est transmise au cœur et à tout l'appareil des capillaires sanguins, par l'arbre nerveux, dont quelques branches font partie de l'organe souffrant. » (*Examen des doctrines.*)

—

Mais combien de fois n'arrive-t-il pas qu'il y ait fièvre et même fièvre très-intense, sans douleur?

Toutes les fièvres zymotiques ne sont-elles pas dans ce cas? et n'observe-t-on pas, par contre, une grande dépression de la vitalité, au point que le malade est là comme une masse inerte?

—

Le mal de ces systèmes, c'est qu'on veut y accommoder le remède. Ainsi a fait Broussais, avec les sangsues et la diète. Le mucilage de gomme arabique lui paraissait indigeste — et il l'était en effet.

—

Que la douleur accompagne souvent la fièvre, et que celle-ci soit un malaise général, rien de plus vrai; mais le contraire peut être vrai également, c'est-à-dire des fièvres sans douleur.

—

Et puis, on invoque toujours le système nerveux; mais comment se fait-il que la sensibilité morbide ne soit nulle part plus exagérée que dans les tissus où l'anatomie n'a fait découvrir aucun nerf? La cellule organique n'a-t-elle pas sa sensibilité primordiale?

—

Et puis encore, la douleur est-ce de la sthénie? A ce compte la femme faible qui gémit à la moindre piqûre d'épingle, serait plus forte que l'homme qui surmonte par sa force morale les douleurs les plus atroces. — La force morale peut aller jusqu'à l'insensibilité physique.

—

La fièvre est une surexcitation vitale, qui a — si l'on veut — les nerfs, pour conducteurs, mais non pour cause. Le cerveau est l'agent de la pensée, mais non le facteur.

—

Cette métaphysique doit être bien comprise pour se dégager des liens de l'organicisme, qui est le pire des esclavages, puisqu'il subordonne la vie à la mort. Le médecin qui s'y livre n'est plus maître de ses actes; il est le préposé de la maladie, dont il se croit obligé de suivre toutes les phases: bonnes ou mauvaises, fatales ou favorables.

Ne le voit-on pas, en effet, suivre les septénaires de la fièvre typhoïde, alors qu'il pourrait les arrêter en employant les moyens que l'art et la nature lui indiquent? Qu'est-ce, au fond, qu'un médecin expectant? Une sentinelle qui ne garde rien, puisque la plupart du temps son malade lui échappe et que la mort le nargue de loin.

—

La seule distinction pratique qu'on puisse faire entre les fièvres, c'est celle des fièvres qui attaquent la vitalité, et des fièvres qui la laissent intacte, ou, comme disaient les anciens, les fièvres de *bonne* ou de *mauvaise* nature.

—

Quand nous disons qu'il y a des fièvres qui laissent la maladie intacte, cela ne veut nullement dire qu'elle en augmente la somme; celle-ci est, au contraire, toujours diminuée, comme après toute dépense que ne compense pas la recette.

Toute fièvre conduit donc à l'asthénie; et c'est là ce que le médecin doit prévoir, en ménageant les forces du malade, au lieu de les dépenser en pure perte.

—

Qu'a obtenu Broussais pour prix de ses continuelles émissions sanguines? Une irritabilité plus grande des individus, qui a rejailli sur la génération entière.

—

Sortons donc de cette ornière fatale; ne faisons pas à la maladie l'honneur de l'autopsie; ou du moins que ce soit dans la stricte mesure que nous imposent les négligences des malades.

—

La distinction des fièvres par leur type n'a pas de raison d'être, puisque ce type est souvent le résultat de la nullité du traitement.

—

Cullen n'admettait que deux classes de fièvres: les *continues* et les *intermittentes*.

Mais que deviennent alors les fièvres rémittentes? Celles-ci ne sont-elles pas, au contraire, plutôt la règle, puisqu'il est impossible que la vitalité surexcitée se maintienne au même diapason? De là, ces oscillations de température, soit matinales, soit vespérales, qu'on observe dans ces fièvres.

—

Que le praticien le comprenne bien — car tout son intérêt est là; — au lieu d'abandonner la fièvre à elle-même, il doit la diriger comme un bon écuyer dirige sa monture au lieu de la laisser aller à ses emportements.

—

Quel triste spectacle ne donne pas le médecin expectant? De quel découragement ne doit-il être pas lui-même saisi? Comment pourrait-il ne pas maudire son rôle stérile? Il croit ne pas nuire à son malade en ne faisant rien : *Primum non nocere*. Mais ce nihilisme est justement ce qui tue.

Un chirurgien fait-il son devoir en ne pratiquant pas une amputation, une résection, indispensables? Selon les esprits aveugles ou mal intentionnés, il risque sa réputation; mais les intérêts sacrés de l'humanité ne vont-ils pas avant tout? Qu'il ne perde pas courage; la victoire reste au plus intrépide, c'est-à-dire à celui qui sait comprendre ses devoirs. C'est comme en politique.

—

On ne saurait assez s'élever contre cet égoïsme qui subordonne tout, même la vie de ses semblables, à l'intérêt personnel; à plus forte raison contre cette froideur de cœur qui empêche de faire usage d'engins de sauvetage parce qu'on ne les a pas expérimentés. Raisonne-t-on devant le danger? Et s'il y allait de la vie, ne faudrait-il pas en faire le sacrifice? Le médécin n'est-il pas le soldat de l'humanité, comme le militaire le soldat du pays?

—

Mais qu'il se rassure (le médecin); les armes qu'on veut mettre dans ses mains ne présentent — quoi qu'on en ait dit — aucun danger. Il y en a au contraire — et un fort grand — dans les médicaments composés de l'allopathie.

Pour ma part, je n'oserais prendre — et à plus forte raison administrer à mes malades — une infusion de digitale, de belladone, de jusquiame, tandis que je prends et donne en toute sécurité la digitaline, l'atropine, l'hyosciamine, etc. La raison? c'est que je sais ce que je prends et combien je prends, tandis qu'avec le médicament en substance il y a toujours incertitude.

—

Encore une fois, les médecins doivent être pour ou contre leurs malades; ils doivent laisser là ces velléités d'amour-propre consistant à ne vouloir jamais faire comme son voisin — à moins que ce soit pour le devancer. Car ces médecins si réfractaires à la dosimétrie sont à la piste de la moindre panacée. Chaque semaine, chaque mois, ils consultent leur journal pour voir s'il n'y a rien *de neuf*. Tout médicament qu'on peut donner à l'aveuglette leur est bon; ils ne demandent qu'une chose : si le maître l'a dit; si le remède nouveau a l'assentiment de l'École. — Voyez le bromure de potassium, et tout récemment l'acide salicylique et ses sels!

—

La seule manière de faire de la médecine, c'est de la faire d'une manière raisonnée et non empiriquement. Ainsi le bromure de potassium — que nous venons de citer — relâche les nerfs; mais ce relâchement ne va-t-il pas souvent jusqu'à la suppression de la fonction? Qu'a-t-on gagné quand d'un épileptique on a fait un idiot, un gâteux? Et puis, n'y a-t-il pas l'épilepsie *propter formam* et l'épilepsie *propter materiam?* Ces deux maladies, semblables par la forme, doivent-elles être traitées de la même façon?

—

Que peut-on ou que veut-on reprocher à la dosimétrie? Sont-ce ses moyens? Mais ce sont ceux de la science. Est-ce sa méthode? Mais elle ne fait que suivre les lois de la nature. Pense-t-on que si Hippocrate revenait ici-bas, il ne l'accepterait pas des deux mains?

Mais d'une question d'humanité et de science on voudrait faire une question de boutique. Si on conservait leur fonds à ces adversaires si pointilleux, il est probable qu'ils viendraient à nous.

—

Mais ce fonds, grand Dieu! qu'en ferions-nous? A quoi bon ces drogues, ces herbes, ces racines qui sont là à moisir dans l'arrière-boutique des officines? Celles qui sont exposées au grand jour ne valent guère mieux, puisque l'air et la lumière les détruisent.

Pourquoi la pharmacie ne suivrait-elle pas le progrès — comme tout commerce? En sommes-nous encore réduits aux glands dont se nourrissaient nos premiers parents? Pourquoi, alors, vouloir condamner nos malades à prendre des médicaments massifs et grossiers, qui leur donnent plus d'indigestions que de digestions?

—

Pourquoi ne pas suivre la voie que la quinine a ouverte — et où la morphine l'avait précédée? Pourquoi ces peurs simulées ou réelles de l'atropine, de la strychnine?

—

Que le médecin s'éclaire par l'expérimentation, rien de plus juste; mais ces expériences, il peut les faire sans le moindre danger — dosimétriquement; et au besoin sur lui-même, puisqu'il peut s'arrêter au premier effet toxique.

—

N'est-ce pas ce que nous faisons depuis dix ans sur nous-même? Et en réalité, avons-nous l'air d'un empoisonné et d'un déterré?

Nous venons d'introduire un système de longévité qui restera, parce qu'il est basé sur une expérience journalière : eh bien! les médecins gagneront en considération quand on les saura les dispensateurs de la vie.

—

Mais « revenons à nos moutons. »

—

Nous disons que la fièvre est l'ennemi auquel il faut n'accorder ni trêve ni cesse. Il faut le débusquer afin qu'il ne se retranche — car ses retranchements, à elle, ce sont les lésions organiques où elle sait bien — la perfide! — que le médecin ne saurait l'atteindre.

—

Qu'on ne dise point — ou plutôt plus — que la jugulation d'une fièvre rémittente est impossible; toute fièvre prend inévitablement ce type pour peu qu'on la laisse faire; par conséquent, toute fièvre doit être coupée au début. Il faut donc, dès le commencement, recourir aux excito-moteurs : à l'aconitine, à la vératrine, à la quinine.

—

Toute fièvre est une dépense de forces vitales; il faut donc également, dès le début, recourir à la strychnine, qui est l'incitant vital par excellence.

—

Dans les maladies chroniques ou organiques, il faut calmer la souffrance du malade, tout en soutenant ses forces, car on ne calme souvent que par là. Souffrir est synonyme de s'affaiblir. Voilà pourquoi la strychnine et la morphine sont deux dons de Dieu. Nous ne connaissons aucun mal auquel ces deux alcaloïdes n'apportent, sinon la guérison, du moins le soulagement. La morphine, seule, morphinise, c'est-à-dire hébète;

donnée conjointement avec la strychnine, elle relève le corps et l'esprit. *Sursum corda!*

—

Beaucoup de maladies sont dans le sang avant d'être dans les tissus; et ce n'est pas sans motifs sérieux que le vénérable Hufeland a dit, sous forme de *Credo :* « Oui, je crois ce que nous enseigne l'Écriture : que la vie de l'homme est dans son sang, que le sang est la source d'où émane tout ce qui vit, le siége de la force plastique et créatrice, dont l'action ne demeure pas un seul instant suspendue dans l'économie vivante... Sans le sang, point de vie des nerfs, ni du cerveau — quoique les nerfs et le cerveau ne soient pas indispensables à la vie du cœur et du sang.

—

Mais le sang c'est le *caro potens* de Moïse; et il n'est rien sans la vie. C'est donc encore à cette dernière qu'il faut s'adresser chaque fois qu'on veut obtenir une resanguification. Pense-t-on, en donnant du fer au chlorotique, révivifier son sang? Tout au plus on l'alourdit. Mais au fer ajoutez la strychnine (arséniate, sulfate), et presque aussitôt on verra les vives couleurs de la santé apparaître.

Le médecin ne pouvant rien en dehors de la vie, c'est à la strychnine qu'il doit emprunter ses moyens d'action; ce doit être, en un mot, son cheval de bataille. — Toute maladie — quelle que soit sa nature — est une asthénie, et non une sthénie; il faut augmenter le capital vital et non, comme nous l'avons dit — le dépenser en prodigue imprévoyant. La diète est même rarement indiquée; car ce n'est pas guérir la maladie que la réduire par la famine. La médecine ne doit pas ressembler à nos guerres stupides et meurtrières. C'est un conflit où le médecin se prend bravement corps à corps avec son ennemi, le terrasse — comme la Divine Mère l'a fait du serpent.

—

Cette image n'a rien d'exagéré ni de présomptueux : quelle délégation plus divine existe-t-il ici-bas, que cet art auquel, dans les temps anciens, on a donné une origine céleste? Gardons ce dépôt sacré et ne le ravalons pas à de mesquines conditions de métier. Soyons de l'humanité, car auquel s'applique mieux qu'au médecin cette belle sentence de Térence :

Homo sum et nil humani a me alienum puto.

Il est homme, et rien de ce qui intéresse l'humanité ne doit lui rester étranger. Oui! s'il y a quelqu'un qui doive avoir soif de progrès, c'est bien le médecin! Son art lui était devenu insupportable, tant il lui présentait d'incertitudes et de déconvenues! Et, pour comble de misère, l'homœopathie, avec ses mythes, était venue comme pour le narguer. Il ne savait plus de quel côté se tourner; quand, tout à coup, lui a apparu comme une lueur d'espoir. Cette lueur s'est approchée et est devenue une clarté, c'est-à-dire une réalité. Plus de dangers! on s'avance comme sur une mer inconnue en jetant la sonde; et on ne risque plus de devoir se dire : J'en ai trop mis! Tenez! Molière a eu tort de rire avec des choses si formidables. Mais on sait que Molière n'avait aucune foi dans la médecine. A quoi cela l'a-t-il conduit? à être frappé inopinément d'un mal qui aurait pu être prévenu par des soins intelligents.

—

Le scepticisme médical est le pire des fléaux, parce qu'il les engendre tous. C'est le scepticisme qui laisse faire à la fièvre sa lugubre besogne — que complète le fossoyeur. C'est le scepticisme qui — il y a quelques jours à peine — prétendait que contre l'angine couenneuse il n'y a pas de spécifique, alors que les effets triomphants du sulfure de calcium ont été constatés par des centaines de faits. C'est le scepticisme qui dit qu'une fièvre typhoïde doit suivre exactement ses septénaires, et que l'en empêcher c'est aller contre les vues de la nature — comme si la nature avait prévu les misères de notre civilisation! C'est le scepticisme qui veut qu'on fasse de l'expectation en face d'un ennemi constamment en action. C'est le scepticisme qui se retranche derrière le numérisme, comme si les résultats négatifs qu'il invoque n'étaient sa condamnation la plus formelle.

—

Arrière donc cette lâcheté qui consiste à observer l'ennemi de loin! Certes un général en chef ne doit pas se jeter au fort de la mêlée; il doit se placer de manière à embrasser le champ de bataille d'un coup d'œil; mais dès qu'un corps est en péril, il doit y envoyer du renfort.

—

Ainsi doit faire également le médecin : sur cet échiquier où se joue la vie ou la mort de ses malades, il doit être attentif à la moindre poussée de la maladie, pour l'abattre, comme on fait d'un éclaireur trop avancé.

On trouvera peut-être cette manière de nous exprimer trop absolue. Eh bien, voici les faits : Dans notre service de chirurgie, à l'hôpital civil de Gand, depuis que nous faisons emploi de médicaments dosimétriques, la mortalité est nulle — ou à peu près.

—

Que répondre à ce fait?

Qu'il est brutal? Ah! que n'a-t-on souvent à citer de semblables brutalités! L'humanité y gagnerait en conservation et l'art en considération.

—

Mais on est retenu par une pusillanimité : L'École ne s'est pas encore prononcée sur la méthode dosimétrique. Mais n'avons-nous pas été aussi de l'École? Ne sommes-nous pas en ce moment un des plus vieux serviteurs de la science? Pourquoi notre voix aurait-elle moins d'autorité que telle ou telle illustration de la veille? N'avons-nous pas jeté dans la balance où se pèse l'existence de nos semblables, tout un demi-siècle de travaux et de luttes?

Qu'on ne croie pas qu'à parler ainsi il y ait présomption de notre part. Nous ne faisons que nous défendre contre des ennemis qui n'osent se montrer à visage découvert; contre des adversaires assez immoraux pour contester aux autres la loyauté qu'ils n'ont pas.

—

Quand nous avons jeté en avant le grand principe de la dosimétrie, c'est-à-dire le principe de la jugulation des maladies aiguës, nous avons dit aux praticiens : Essayez et vous verrez! Et les praticiens consciencieux ont répondu à notre appel. Qu'en est-il résulté? C'est qu'ils n'ont presque pas de morts, et presque plus de maladies organiques. Cela dit tout.

—

Notre tâche n'est pas terminée; elle est dans la main de nos confrères. Nous en attendons l'accomplissement dans une complète sécurité d'esprit, persuadé que nous sommes que la postérité ne nous démentira pas.

Dr Burggraeve.

INTRODUCTION

En lisant ce titre : *Manuel de la fièvre*, le lecteur croira déjà voir surgir devant lui le fantôme de la *fièvre essentielle* — pour ou contre laquelle, il a été écrit, au siècle dernier, tant d'indigestes volumes.

Qu'il se rassure : il s'agit tout simplement de la résistance vitale à l'agent morbide.

—

Dans l'état de santé, la vie se manifeste par l'ordre — ou plutôt le jeu de nos organes est tellement doux, tellement facile que nous ne nous en apercevons pas.

C'est ainsi qu'une machine bien agencée marche sans bruit. Mais vienne le moindre heurt, le moindre obstacle, tous les rouages grincent; le frottement échauffe les engrenages, et la machine menace d'éclater.

—

Il en est de même de la machine vivante : un rien la dérange, à cause de la perfection même de son mécanisme; elle s'échauffe, elle va éclater par un excès de combustion, c'est-à-dire qu'elle a la fièvre, car elle réagit; contrairement à la machine industrielle, où tout est passif.

—

Il faut donc venir en aide à l'organisme malade : d'une part en écartant l'obstacle, de l'autre, en ramenant le calme dans ce remous.

—

C'est au médecin à prononcer ici son : *Quos ego!* — C'est là incontestablement son rôle le plus important et son devoir le plus impérieux.

—

A quoi lui sert-il d'être simplement spectateur et d'assister à la lutte l'arme au bras? A faire douter de sa puissance — sinon de son savoir.

—

La fièvre existe en dehors de toute lésion matérielle. Qui pourrait en douter? En chirurgie ne voit-on pas, à chaque instant, les accidents les plus graves se terminer sans fièvre?

—

On dit — et c'est là un propos banal de beaucoup de médecins — : « Tout ira bien si la fièvre ne survient pas. » — Mais le véritable chirurgien, comme le vrai médecin, ne doivent-ils pas s'appliquer à conjurer ce mouvement morbide? N'est-ce pas pour cela qu'un chirurgien émérite, M. Chassaignac, donnait de l'alcoolature d'aconit quelques jours avant une opération grave, pour faire ce qu'il nommait *l'entraînement chirurgical?*

—

Et nous-même, nous pourrions rappeler ici notre service chirurgical, à l'hôpital civil de Gand, en 1876-1877 : sur un chiffre de 270 blessés graves, dont 22 ont subi les opérations, il n'y a eu aucun mort.

—

Ce sont là des faits qui doivent donner à penser aux médecins *expectants*, qu'on pourrait nommer les *véritables fléaux* de l'humanité; comme ceux qui — dans l'ordre moral — croient au fatalisme et laissent faire, non ce qu'on a nommé « la justice de Dieu », mais l'œuvre du démon, c'est-à-dire le mal.

A proprement parler, la fièvre c'est l'étincelle qui provoque l'incendie ; mais faut-il la laisser aller jusque-là ? Dira-t-on que l'incendie ne peut être étouffé à son origine ?

—

Ç'a été un malheur pour l'humanité et une honte pour l'art de guérir, que l'établissement d'une école qui se dit *organicienne* — c'est-à-dire une école fondée sur des ruines !

—

Encore si les organiciens étaient thérapeutistes ! ils pourraient faire la part du feu. Mais comme l'a dit le docteur Amédée Latour : « Ce sont d'inutiles naturalistes passant leur vie à décrire, à dessiner, à classer les maladies de l'homme, sans en guérir aucune, car les guérisons doivent être portées aux profits, non de la nature, qui en est parfaitement innocente, mais de la forte constitution de leurs malades. »

—

La médecine dite expectante, « a donc dévié de ses voies naturelles ; elle a perdu de vue son noble but, celui de guérir ou de soulager. La thérapeutique est rejetée sur le dernier plan. » — Ou plutôt, comme l'a dit M. Cl. Bernard, il n'y a point de thérapeutique.

« C'est la thérapeutique cependant qui élève et ennoblit notre art. Par elle seule, cet art a un but, et par elle seule il peut devenir une science. » (Amédée Latour, *Union médicale.*)

—

La nature — dont on invoque l'intervention purement platonique — à côté du mal a placé le remède. Ce remède, c'est au médecin à l'administrer. — *Naturæ minister* et non *magister*, comme prétendent d'autres médecins — ceux-là par trop agissants.

—

Nous ignorons la nature des maladies, mais nous pouvons en combattre les effets purement dynamiques au début. C'est-à-dire que c'est l'organisme vivant qui se défend; l'adversaire qui répond au feu par le feu.

—

Connaissons-nous la nature du miasme palustre? Cependant nous le combattons efficacement par la quinine. — N'en est-il pas de même des miasmes qui produisent les fièvres typhiques? — Faut-il leur abandonner les malades comme sa proie au Minotaure?

—

La fièvre n'est donc pas une entité, comme le

croyaient les anciens, une Déité, tantôt favorable, tantôt inexorable — c'est-à-dire de *bonne* ou de *mauvaise nature*, selon son caprice.

—

C'est toujours une réaction, un effort de l'organisme vivant qu'il faut soutenir ou modérer.

—

Ce serait un singulier chef de corps que celui qui ferait retirer leurs munitions à ses troupes au moment où la bataille va s'engager! et cependant, voilà ce que font les médecins soi-disant physiologistes.

—

Toute résistance est dans le sang, et c'est le sang qu'ils ôtent à leurs malades! — Étrange aberration !

—

L'arme peut être dérangée, mais pour cela faut-il la détruire ? Ne peut-on la désobstruer et mieux la charger pour rendre le tir plus précis ? Telles sont les questions que le médecin doit se poser et dont chaque jour amène la solution.

—

La dosimétrie aura fait beaucoup pour cela,

puisqu'elle nous apprend à manier les armes dont, avant elle, on avait peur.

Un *brave* confrère — le mot brave reçoit quelquefois de singulières applications : ainsi, on dit d'un homme qui a peur de tout : Il est brave! c'est-à-dire qu'il laisse faire. D'autres sont braves parce qu'ils ne voient pas le danger. En réalité, il n'y a de braves que ceux qui raisonnent la position. — Donc, un *brave* confrère, avec lequel nous nous trouvions en consultation pour un cas d'adynamie et auquel nous proposions l'arséniate de strychnine, nous répondit avec effroi : « Non, pas de poison ! »

« Mais, trop prudent confrère — lui répondîmes-nous — la strychnine, à doses fractionnées, n'a qu'une action purement physiologique ; c'est vous — ou du moins vos maîtres — qui en avez fait un poison, en la donnant sous forme d'extrait alcoolique, c'est-à-dire un produit indigeste, insoluble, qui s'amasse dans l'intestin, et qui, à un moment donné, produit des explosions ; c'est vous autres qui, avec la noix vomique, ne faites que réveiller des lésions souvent latentes ; c'est vous autres enfin qui, l'administrant dans les paralysies confirmées, en faites comme un emplâtre sur une jambe de bois. Ne venez donc pas tant vous targuer de votre prudence. Quant à votre omniscience en pharmacodynamie, jusqu'ici vous n'avez rien fait. Vous avez laissé Hahnemann introduire ses mythes et faire de la médecine une science d'augures ; aussi ne pouvez-vous vous rencontrer sans rire. Pas vous, mon cher confrère, qui êtes un médecin sincère. »

—

La strychnine est l'antiphlogistique par excellence, puisqu'elle empêche la paralysie des nerfs vaso-moteurs. C'est ce que ne savait pas Broussais. Aussi s'il revenait à la vie, au lieu d'ôter du sang aux vaisseaux, il les fouetterait.

—

Il comprendrait qu'en débarrassant la circulation, c'est-à-dire en y versant du sang rafraîchi par son passage à travers les poumons, on fait tomber le calorique morbide.

—

En effet, voyons ce qui arrive dans un exercice violent : le cœur précipite son action, les tempes battent avec force, tout le corps est en transpiration, et cependant on n'éprouve aucune gêne. Quand le danger peut-il venir à naître?

C'est quand nous nous exposons à un courant, et que le sang refoulé de la périphérie, stagne dans les organes internes. C'est alors que le frisson se déclare, suivi de près d'une réaction morbide, c'est-à-dire avec une chaleur sèche ou mordicante. Tandis que dans l'état de santé, si violents que soient les mouvements, la chaleur est équilibrée par la transpiration, c'est-à-dire l'évaporation.

—

Voilà ce que nous avons essayé de faire comprendre à notre *brave* confrère. Mais il était trop effrayé du mot pour n'être pas ému de la chose, c'est-à-dire de la strychnine. La malade mourut; et tout fut pour le mieux dans... la plus mauvaise des médecines possibles.

—

Nous devons ici ouvrir une parenthèse.

Qu'est-ce qui fait la résistance au progrès en médecine? C'est l'immunité de l'École. — Et il en était déjà ainsi au temps de Molière. Voyez son M. Diafoirus, dans ce qu'il dit de son fils Thomas : « Mais sur toute chose ce qui me plaît en lui, et en quoi il suit mon exemple, c'est qu'il s'attache aveuglément aux opinions de nos anciens, et que jamais il n'a voulu comprendre ni écouter les raisons et les expériences des prétendues découvertes de notre siècle, touchant la circulation du sang, et autres opinions de même farine. »

—

N'est-ce pas ce qui a lieu en ce moment, pour ou plutôt contre la méthode dosimétrique? — En vain, depuis cinq ans, on fait voir à nos Diafoirus qu'avec cette méthode on guérit mieux et plus sûrement, c'est comme si on parlait à des sourds.

—

Heureusement que les Diafoirus passent et que la science reste.

—

Ce que Molière a détruit, ce sont les ridicules du médecin et non la médecine.

DE LA CHALEUR MORBIDE.

Chez l'homme sain, la moyenne de la température du corps est 37° c. et une fraction ; mais cette température varie d'après les diverses circonstances physiologiques, physiques ou chimiques où nous nous trouvons. Elle varie également d'après la profondeur des organes. Ainsi sous la langue, dans le rectum, dans le vagin, la température est plus élevée de quelques dixièmes de degré que dans les parties superficielles.

—

Les expériences sur des animaux font voir que la chaleur est moins grande dans le ventricule gauche du cœur que dans le ventricule droit, à cause du rafraîchissement que le sang subit dans son passage à travers les poumons. Le sang qui vient de la veine cave inférieure est également plus chaud que celui de la veine cave supérieure.

Le sang, au moment où s'accomplissent les grandes fonctions — telle que la digestion — est plus chaud que pendant la période de repos. En surexcitant les organes la chaleur augmente équivalemment. Les passions excitantes — telle que la colère — élèvent la chaleur animale; les passions déprimantes — telle que la frayeur — la font descendre.

—

Les agents miasmatiques dépriment également la chaleur animale, mais la réaction est en raison de cette dépression et peut atteindre le plus haut degré de l'échelle thermométrique.

—

De ces faits tirons déjà ces conséquences : 1° que l'abdomen est la source la plus plus fréquente de la fièvre. La poitrine vient en deuxième ligne, puis la tête; 2° que si la fièvre consiste dans une élévation de la chaleur animale, cette élévation est subordonnée aux conditions vitales de l'organisme. Or, la vitalité tend à maintenir une chaleur constante de 37° c., et chaque fois qu'il y a augmentation de cette dernière, il y a perte de vitalité, c'est-à-dire asthénie.

—

Nous insistons particulièrement sur ce point parce qu'il nous permet déjà d'entrevoir quel devra être le traitement de la fièvre : c'est-à-dire relever la vitalité, et non l'abaisser.

Nous sommes ainsi loin des idées de l'École physiologique, qui prétendait toujours saigner. Il est vrai que la saignée locale diminue la chaleur dans la partie enflammée, mais si l'irritation n'est pas enlevée du coup, la réaction n'en est que plus vive; et si on continue à faire couler le sang, on déprime la vitalité au point de faire naitre un état adynamique et même ataxique.

—

Brown produisait le même effet par une médication tout à fait opposée, c'est-à-dire que par ses médicaments irritants il affaiblissait la vitalité et amenait l'adynamie.

—

Bouillaud par ses saignées coup sur coup, empêchait la maladie de se résoudre naturellement.

—

La réaction qui a eu lieu à la suite des dépressions de la vitalité n'est jamais franche, c'est-à-dire qu'elle affecte le type rémittent. Ainsi quand la fièvre s'est maintenue pendant quelque temps au summum (40, 42° c.), il survient une brusque dépression thermométrique (1 à 2° c.) qui peut même aller jusqu'au-dessous de la moyenne physiologique (36, 35° c.). Cela dépend de la cause morbide et du degré de résistance de l'individu.

—

D'où la conclusion pratique : qu'il ne faut jamais débiliter l'organisme, quelle que soit sa force apparente, et que les saignées, soit générales, soit locales, ne font que parer à l'état mécanique de la maladie.

—

Nous supposons un effort musculaire, ou une entorse : on applique des ventouses scarifiées, puis la compression méthodique, et tout est fait ; il ne s'agit plus alors que de laisser la partie en repos pendant quelque temps, pour que la guérison soit complète. Ce traitement est applicable, jusqu'à un certain point, aux affections internes : ainsi la pleuropneumonie survenant brusquement chez un individu parfaitement sain, on fait une saignée générale si l'oppression l'exige, on applique des sangsues ou des ventouses, quelquefois un rubéfiant, et on immobilise le thorax au moyen du bandage ouaté. Il est rare que la pleuro-pneumonie ne soit enlevée ainsi, comme avec la main.

—

Mais si la pneumonie est de nature miasmatique, ou due à des causes déprimantes, la saignée ne fait qu'augmenter la faiblesse générale et, par suite, l'engouement du poumon.

En vain continue-t-on de saigner, la gêne de la respiration va en en augmentant et arrive ainsi au degré de lipothymie.

—

Déjà, en 1818, Laënnec décrivait la pneumonie épidémique, et faisait remarquer que cette affection pouvait être occasionnée par les miasmes délétères suspendus dans l'air, pénétrant avec lui dans la circulation et attaquant de préférence les poumons.

—

En 1826, nous avons assisté à une épidémie de fièvre larvée, s'attaquant indistinctement à tous les organes, et dont la quinine seule avait raison. Ces considérations étiologiques sont donc extrêmement importantes au point de vue du traitement, et on comprend ainsi que le médecin ait la vie ou la mort de son malade dans la main.

—

Rasori, dans ces cas, donnait le tartre émétique à haute dose, comme contro-stimulant; mais le résultat était le même, c'est-à-dire l'affaiblissement de l'organisme et la non-résolution de la maladie, qui passait ainsi à l'état chronique — à la grande joie des organiciens !

—

Il faut donc recourir aux agents vitaux, c'est-à-dire qui ramènent la chaleur animale à la moyenne physiologique, sans perte matérielle pour l'organisme; et cela, par les médicaments dosimétriques.

—

Parmi ces médicaments, nous plaçons en première ligne la strychnine et ses sels (sulfate, arséniate), parce qu'ils ont pour effet de relever et de soutenir la vitalité en augmentant le *ton* des tissus.

—

On doit partir de ce fait : que toute sthénie tend à

l'asthénie. Le célèbre Boerhaave l'avait parfaitement établi dans sa théorie iatro-physique. « Les corpuscules sanguins (et il en admettait de divers calibres), attirés sur un point par l'irritation, en vertu de la loi : *Ubi stimulus ibi affluxus*, s'engagent dans des capillaires qui ne ne leur sont pas propres ; de là, resserrement ou spasme de ces derniers, stase sanguine, dilatation et paralysie des vaisseaux, avec chaleur, rougeur, tumeur, ou tous les caractères de l'inflammation ; puis, transsudation et organisation de la lymphe avec un grand nombre de corpuscules blancs ou leucocytes. »

—

On voit que cette théorie est la même que celle que nous enseigne l'École aujourd'hui. *Nil novum sub sole.*

—

Dans l'ophthalmie, on voit les phénomènes inflammatoires se passer sous nos yeux : les membranes de l'œil s'injectent, et à une forte loupe on distingue des capillaires qui n'étaient pas apparents dans l'état sain, parce qu'ils ne reçoivent que des globules blancs ; un spasme douloureux s'empare de la partie qui devient rouge, chaude et gonflée. Si l'inflammation n'est pas arrêtée dans cette phase initiale, l'exsudation et la suppuration ont lieu, et l'œil peut être perdu par suite de ramollissement gris et d'ulcères perforants. N'est-ce pas là l'histoire de l'ophthalmie subaiguë ?

—

L'École organicienne suit à l'ophthalmoscope les

progrès de ces désordres, mais ne fait rien pour les combattre. Les sangsues, il est vrai, soustraient un sang brûlant, et si on exerçait ensuite une compression méthodique — comme le faisait Juncken après l'opération de la cataracte — l'ophthalmie serait conjurée. Mais souvent ces moyens mécaniques sont insuffisants si on n'a pas eu recours de prime abord aux moyens internes : au sel de Sedlitz pour dégager la circulation abdominale et empêcher l'état bilieux qui complique presque toutes les inflammations ; à l'aconitine, à la vératrine comme défervescents, à l'hyosciamine pour faire cesser le spasme, à l'hydro-ferro-cyanate de quinine pour empêcher la rémittence de la fièvre.

—

Nous venons de faire l'histoire de toutes les inflammations, car les mêmes phénomènes histologiques s'y présentent. Ainsi, on ne combattra pas autrement une méningite, une pleurésie, une gastrite, c'est-à-dire par l'emploi simultané des moyens physiques et des moyens vitaux.

DE L'ÉTAT DES SÉCRÉTIONS DANS LES FIÈVRES ET LES INFLAMMATIONS.

Généralement, au début des fièvres et des inflammations, les sécrétions sont suspendues à cause du spasme des petites filières par lesquelles ont lieu ces sortes d'élaborations. Les matériaux excrémentitiels se trouvent ainsi retenus dans l'économie. De là, ces états pathologiques généraux qui, sous les noms d'*urémie*, d'*ammoniémie*, viennent compliquer l'état local.

—

Nous devons insister un instant sur ce point.

—

Parmi les accidents urémiques, on remarque la prostration physique et morale, la somnolence, le coma, les troubles cérébraux, l'affaiblissement musculaire, la dyspnée, les vomissements, un redoublement de la fièvre, tous les accidents enfin d'une intoxication. Il en est de même dans l'ammoniémie. C'est qu'en effet les principes azotés sont retenus dans le sang. Nous devons en dire autant des chlorures. La première indication est donc d'agir sur le sang au moyen des sels neutres, notamment par le sel Chanteaud, qui a pour effet de provoquer une abondante transsudation intestinale, en attendant que la diaphorèse et la diurèse soient rétablies. Mais il faut venir en aide à ces dernières par la digitaline et la colchinine, qui auront également pour effet de modérer et de régulariser la circulation.

DES VARIATIONS DE LA TEMPÉRATURE MORBIDE DANS LE COURS DE LA FIÈVRE ET DES INFLAMMATIONS.

Ordinairement cette température présente une exacerbation d'un cinquième de degré centigrade vers le soir. C'est la différence que présente la température du corps dans l'état de santé. Il faut donc la mettre sur le compte de l'exacerbation nocturne et continuer à donner les alcaloïdes *jusqu'à défervescence complète, n'importe la dose et le temps qu'il faudra employer.* — Sous ce rapport le médecin pèche souvent par manque de persévérance. Il doit être aussi tenace que la fièvre elle-même.

—

Voilà pour le type continu de la fièvre; il suppose une lésion locale déjà plus ou moins prononcée. Mais n'importe, il faut continuer avec l'aconitine, la vératrine, la strychnine, afin de s'opposer à la propagation de l'inflammation — comme dans un incendie. Ce qui n'empêche point d'insister sur les moyens locaux, surtout sur les révulsifs.

—

Mais si la variation nocturne ou matinale de la température du corps dépasse un degré centigrade, c'est qu'il y a une grande dépression vitale, qui empêche la réaction. C'est le type rémittent qu'on remarque surtout dans la fièvre typhoïde, et plus prononcé encore, dans le typhus et les exanthèmes aigus.

—

Ainsi nous supposons une fièvre avec 40° c. : vers le soir il y aura 41°, plus un cinquième, lequel devra être mis sur le compte de l'état nocturne. Au matin, la chaleur du corps sera revenue à 40° c., mais dans la journée elle tendra de nouveau à augmenter et même à dépasser la température du jour précédent, si on n'a rien fait pour l'arrêter. Cette surélévation pourra ainsi aller à 42°5 et même 43°5, au point de mettre la vie du malade en danger. Ce n'est pas tant ici la lésion locale qui le tuera, mais l'extinction de la vitalité. Il faut donc mettre en usage les alcaloïdes les plus puissants, tels que l'arséniate de strychnine et l'arséniate de quinine : 1 granule de chaque, tous les quarts d'heure.

Si vers le soir la température n'excède point 40°5, c'est que la fièvre ne tardera pas à entrer dans sa période de décroissance. Il faut donc continuer avec la quinine le lendemain matin, profitant de la légère rémission qui a lieu à ce moment.

Dans la fièvre typhoïde, comme le tube intestinal est généralement encrassé, ainsi que le montre l'état de la langue : on procédera, chaque matin, au lavage par le sel Chanteaud, puis on reprendra avec l'arséniate de strychnine et l'arséniate de quinine, jusqu'à la tombée de la nuit. La température ne s'élevant que d'un cinquième de degré centigrade, on arrête de nouveau la médication jusqu'au jour, et on se contente de donner des boissons légèrement toniques. Le surlendemain on recommence. Il est rare que la fièvre typhoïde ne soit jugulée le troisième ou le quatrième jour.

Quand la fièvre persiste, c'est qu'il y a des lésions

internes, le plus souvent dans l'abdomen (entérite folliculeuse), quelquefois dans la tête ou la poitrine (méningite, pleuro-pneumonie, cardite), qu'il faut combattre par les moyens locaux, tout en continuant à soutenir la vitalité par les arséniates de strychnine, de caféine, de quinine, de soude, d'antimoine, de fer, selon les symptômes.

—

Grâce à la dosimétrie, on a ainsi toute une gamme thérapeutique, et on n'en est pas réduit à faire de l'expectation, c'est-à-dire à regarder un homme qui se noie sans lui venir en aide.

DES PERTES DU CALORIQUE ANIMAL.

Il en est de ces pertes comme de toutes les pertes matérielles du corps vivant, c'est-à-dire que c'est une dépense exagérée de forces vitales, partant, un affaiblissement. — On peut donc dire que l'asthénie est dans la sthénie.

—

C'est pour avoir méconnu ce principe d'économie physiologique que des millions d'hommes ont été sacrifiés — tout comme en économie politique — on croit à la richesse quand la misère est au fond.

—

La chaleur animale est due à une sécrétion—comme

la salive, le suc gastrique, le sperme : dira-t-on, parce qu'on a fait une grande dépense de ces liquides, qu'on est plus fort ?

—

Nous admettons que pour cela il faille se livrer à une grande excitation; mais on n'en est que plus affaibli après — *Animal post coïtum triste.* Il en est de même après un excès de table, et, en général, après toute espèce d'excès — même moral.

—

Comme dans un incendie, après la fièvre et même pendant son cours, il se forme, en grande quantité, des produits excrémentitiels. Ces produits — ou, si l'on veut, ces cendres — sont l'acide carbonique, l'urée, l'acide urique, des sulfates, des phosphates, etc. Les tissus et les liquides sont donc consumés et le poids du corps diminue rapidement. — De ce côté, il y a donc encore affaiblissement.

—

De même, il y a épuisement nerveux, puisque la circulation et la respiration se font avec plus de rapidité, sans aucun profit pour l'économie.

—

C'est cette rapidité qui occasionne l'augmentation de la chaleur, non mécaniquement, comme on l'a cru d'abord, mais par un acte chimico-vital.

—

C'est toujours l'oxygène de l'air qui intervient ici;

mais cette combustion n'a pas lieu dans les poumons — comme Lavoisier l'avait cru — au contraire, le poumon est le ventilateur du corps — partant, le sang artériel est moins chaud que le sang veineux de 1° c.; mais, comme dans la fièvre le sang afflue en plus grande quantité — ou, du moins, plus rapidement — au cœur par la veine cave inférieure, et que, comme nous l'avons dit, ce sang est plus chaud que celui de toute autre veine du corps, il en résulte que les poumons ne peuvent le rafraîchir à temps, et qu'ainsi toute la masse s'échauffe. Ainsi, la fièvre, c'est l'échauffement du sang avec toutes ses conséquences.

—

L'augmentation de la chaleur peut être constatée au thermomètre; la température commence déjà à s'élever avant le frisson initial; elle continue à s'élever rapidement pendant le frisson, et elle atteint le maximum d'intensité vers la fin de ce stade, dans la fièvre intermittente.

—

La chaleur donne la mesure exacte de la fièvre : elle s'élève dans les exacerbations et s'abaisse en raison des rémissions et des intermissions. En représentant graphiquement la marche de la température, on représente en même temps la marche de la fièvre.

—

A proprement parler, la fièvre est due à une trop grande impressionnabilité ou au défaut de résistance vitale. Sous ce rapport, les individus faibles sont plus enclins à la fièvre que les individus forts, les femmes chloro-anémiques plus que les femmes sanguines, les enfants plus que les jeunes gens, et ceux-ci plus que les adultes.

—

Toutes les causes débilitantes, les privations, les veilles prolongées, même les impressions morales amènent la fièvre.

—

Les miasmes, soit végétaux, soit animaux, qui dépriment la vitalité, produisent les fièvres les plus intenses, celle où la chaleur atteint le sommet de l'échelle thermométrique ; par exemple, le typhus, les exanthèmes aigus, les fièvres pernicieuses.

—

La preuve que la fièvre n'est pas un acte physico-chimique, une *coction* comme le prétendaient les anciens, c'est que les conséquences n'en sont pas les mêmes pour le sang en raison de la chaleur même. Ainsi, dans les inflammations franches, il y a épaississement du sang, production de couenne; dans les inflammations malignes ou adynamiques, il y a perte de consistance du sang qui est converti en une espèce de gelée, parce que les globules rouges se fondent et se mêlent. Et cependant, c'est dans les fièvres malignes que la chaleur animale est la plus élevée : 40° à 43° c.

—

Toutefois, il faut tenir compte du miasme qui altère la composition du sang avant même que la fièvre se soit produite ; ainsi il y a la cachexie paludéenne qui fait que les individus qui en sont atteints sont prédisposés à la fièvre intermittente.

—

Dans les fièvres franches, il n'y a aucun miasme, partant, aucune altération du sang, et les phénomènes fébriles se présentent avec plus de régularité, on peut dire avec plus de résistance vitale — comme un coursier qui sent la bride. Ainsi le pouls est plus fort et moins accéleré, et dès que le travail phlogistique local s'est accompli, la fièvre tombe. C'est le motif pour lequel les anciens considéraient certains abcès chauds, survenant spontanément, comme critiques. — Le fait est qu'ils indiquent une grande plasticité du sang et qu'il n'y a rien à craindre du chef de l'adynamie.

—

La conséquence de ce que nous venons de dire, c'est que toute fièvre se maintenant pendant quelque temps, est une cause d'affaiblissement, et que ce dernier est en raison directe de l'intensité même de cette fièvre. Ainsi la fièvre maligne est plus débilitante que la fièvre inflammatoire franche.

—

Il faut donc soutenir la vitalité par les excito-moteurs, tels que les arséniates et les alcaloïdes, qui ont pour effet d'empêcher la paralysie des vaisseaux et l'altération du sang.

—

Cette manière de voir rallie toutes les doctrines qui

ont été émises sur la fièvre, tant les doctrines humorales et mécaniques que les doctrines physiologiques.

—

Elle a également l'avantage de ne pas se mettre en contradiction avec le traitement, qui doit être à la fois névrosthénique, mécanique et chimique. Ainsi dans les inflammations, on donne la strychnine, l'aconitine, la vératrine, l'hyosciamine, on saigne s'il y a lieu, on applique tantôt le froid, tantôt les émollients, on emploie les neutralisants, acides ou alcalins, selon l'état général et local.

—

Une fois d'accord sur ce point, nous allons aborder l'étude de la fièvre, en commençant par celle qui présente le plus d'intensité, eu égard à la dépression vitale : le typhus.

ÉTUDES CLINIQUES.

Quand on s'adresse aux praticiens, la meilleure manière est de les introduire au lit du malade, et de suivre la maladie objectivement et subjectivement.

C'est ainsi qu'a fait le docteur Botkin, dans son livre remarquable « *De la Fièvre* » par rapport au typhus. Nous allons donc le suivre dans son exposé, en le complétant par la thérapeutique dosimétrique, car c'est toujours par le traitement que les médecins organiciens pèchent.

Nous ferons voir également, quelle différence il y a au point de vue de la durée de la maladie, entre le traitement allopathique ordinaire et le traitement dosimétrique.

TYPHUS.

Malade. — B..., âgé de trente ans... Taille et constitution moyennes. — Tissu sous-cutané, muscles et charpente peu développés.

—

Symptômes objectifs. — Chaleur sèche, mordicante de la peau. — Sur la poitrine, le dos, les cuisses et les épaules, un grand nombre de taches disséminées et non saillantes, de la grandeur d'une lentille, à forme irrégulière, d'une coloration rouge livide, ne disparaissant pas sous la pression du doigt; d'autres d'un rose rouge clair, disparaissant à la pression. — Muqueuse oculaire rouge. — Langue sèche, recouverte à son milieu d'un enduit jaunâtre, rouge sur les bords; arrière-bouche présentant une légère rougeur. — Respiration normale, superficielle — 32 inspirations par minute; choc du cœur insensible à la vue et au toucher. Pouls souple et de force moyenne (12 pulsations par minute); poitrine à son clair, matité précordiale au-dessous de la troisième côte, à la ligne parasternale gauche et s'étendant vers le bas jusqu'à la cinquième et la sixième côtes en travers, ne dépassant pas la ligne parasternale gauche de la ligne mamillaire. Le murmure vésiculaire est pur partout; les bruits du cœur faibles. Matité absolue à la région du foie, quand le malade est couché horizontalement, à la sixième côte, sur la ligne mamillaire et ne dépassant pas le rebord des côtes; à gauche, cette matité se termine à la ligne médiane et s'étend le long de cette ligne jusqu'à deux travers au-dessous de l'appendice xyphoïde. — Le long de la ligne axillaire droite, la matité commence à la huitième côte et se termine à un travers de doigt au-dessous du rebord costal. — La matité de la rate s'étend dans tout son long diamètre, depuis la huitième jusqu'à la onzième côte, et transversalement, à un travers de doigt en avant de la ligne mamillaire gauche. — On ne peut palper ni le foie ni la rate, ces deux organes, ainsi que la région lombaire, ne sont pas douloureux, même à une percussion profonde. — Ventre un peu ballonné, tympanisé. — Gargouillement dans la fosse iliaque droite. — Il n'y a pas eu de garde-robes. — Urine rouge foncée, claire, ne contenant pas d'albumine. — La température du corps à l'aisselle, est de 40°,4. — Le poids du corps de 53 kilogrammes. Le malade a sa parfaite connaissance; il n'y a pas de délire. — Quand on l'examine, il se remue et s'assied sans assistance étrangère.

Symptômes subjectifs. — Le malade se plaint d'un violent mal de tête, de bourdonnements d'oreilles, d'une faiblesse générale, de perte d'appétit. — Sa parole est lente. Il ne cause pas volontiers. — Le sommeil est agité.

Commémoratif. — Jusqu'au 16 février, le malade était très-bien portant; le 16, il remarqua que son appétit diminuait et que les selles étaient peu abondantes, liquides. Il fut pris de maux de tête, d'une sensation de malaise et d'une faiblesse générale. Dans la nuit du 16 au 17, il y eut un violent frisson qui fut suivi, au bout de deux heures, d'une forte sensation de chaleur. Toute la journée le malade ne mangea pas, il ne fit que boire. Les évacuations peu abondantes, liquides, diminuèrent, et étaient peu fréquentes. La faiblesse générale, le malaise, la céphalalgie augmentèrent; des douleurs se montrèrent dans les extrémités supérieures et inférieures, cependant elles ne purent être localisées avec certitude. Dans la nuit du 17 au 18, le malade ne dormit pas du tout; il but beaucoup et s'agita dans son lit. Vers le matin, il se trouva un peu mieux, et bien qu'il ne se sentît toujours pas à l'aise il put vaquer à ses occupations habituelles. Vers le soir, la faiblesse et la céphalalgie augmentèrent, et il eut de nouveau de la chaleur. Il passa cette nuit plus mal que les précédentes, et le 19 il put à peine marcher. Le 20, il n'était déjà plus en état de se lever. Pendant ce temps, le malade ne mangea presque rien; la céphalalgie et la déperdition des forces augmentèrent continuellement. Le malade raconte ces circonstances avec la plus grande peine et à contre-cœur. Il ne se rappelle pas exactement toute la marche de sa maladie. Cet homme est cuisinier dans une très-riche maison. Les conditions hygiéniques, au point de vue de la nourriture et du logement, ont été très-bonnes. Il n'existait dans la même maison aucune affection du même genre. Le patient n'a eu de relations avec aucun malade; il ne peut citer aucune cause à sa maladie actuelle; il ne se rappelle pas avoir eu dans sa vie une maladie grave.

Marche de la maladie. — 22 février (6e jour de la maladie). — Température du matin, 39°,3 c. Pouls à 96; respiration 32. Dans la nuit, le malade a un peu transpiré. Le sommeil a été agité; un peu de délire. Une selle liquide. Poids 52,700 grammes. Les phénomènes objectifs sont à l'examen les mêmes qu'hier soir; ce n'est que pendant la nuit que l'exanthème a augmenté. Le malade exprime toujours les mêmes plaintes. Le soir, la température a augmenté de 0°,9 c., jusqu'à 40°,2 c., pouls à 100, respiration 24. Pendant le jour, le malade a souvent saigné du nez, la perte de sang a été fort légère.

23 *février* (7e jour de la maladie). — Température du matin 39°,6 c., pouls 96, respiration 32. Quelques taches de l'exanthème ont pâli, d'autres ont pris une coloration plus bleuâtre. On ne remarque pas de nouvelle éruption. Les forces du malade, quand on les compare à ce qu'elles étaient le jour de son entrée, ont considérablement diminué, bien qu'il soit encore en état de se soulever, sans aucun secours, quand on l'examine. Quand on le laisse en repos, le malade délire

quelquefois aussi pendant le jour. Une selle liquide, colorée en jaune par la bile, sans mélange de sang. Urine rendue : 700 centimètres cubes, rouge foncé, à réaction acide, trouble; poids spécifique 1,020, contenant une petite quantité d'albumine; urée rendue : 36 grammes. Chlorures : 0,2 décigrammes Au microscope on reconnaît des cellules de canalicules urinifères et quelques corpuscules muqueux. Les autres phénomènes objectifs ne présentent à l'examen aucune altération. Le malade se plaint moins et est plus apathique. Le soir, température 40, pouls 96, respiration 32. Pendant le jour, les épistaxis se sont répétés plusieurs fois.

24 *février* (8e jour de la maladie). — Température du matin 39° c., le soir 39°,5 c. Pouls : le matin à 96, le soir à 100, légèrement dépressible; respiration : le matin à 28, le soir à 32. Poids du corps : 51,990 grammes. Le délire augmente, les forces tombent; à l'examen le malade doit être soutenu quand il est assis. Les taches de l'exanthène ne disparaissent nulle part à la pression. On n'en remarque pas de nouvelles, la pâleur des anciennes est encore plus exprimée. La langue reste sèche, elle tremble quand le malade la tire. On ne peut pas déterminer exactement les limites de la matité de la rate à cause de la tympanite qui occupe une grande partie du ventre. C'est ce qui empêche aussi la détermination exacte de la limite inférieure du foie. L'abdomen est beaucoup plus ballonné qu'avant, il y a du gargouillement à la pression dans la région iléo-cœcale. — Constipation. — Le malade rend 500 centimètres cubes d'urine, dont le poids spécifique est de 1,025, et qui contient un peu d'albumine.

25 *février* (9e jour de la maladie). — Température du matin 39°,2 — du soir : 40°,1. — Pouls : le matin, à 88, le soir, à 100, moins facilement dépressible. Resp. du matin et du soir 28; la face a pris une teinte plus foncée ; le nez, les lèvres et les doigts ont une coloration bleuâtre. La température du corps, au toucher, ne semble pas également répartie : le nez et les mains sont froids. — Délire continu. — Le malade ne répond pas, quand son nom n'est pas prononcé assez haut. Lorsqu'on l'appelle un peu haut, il revient à lui pour un

instant, et répond en exprimant qu'il est très-content de son état, sans du reste se plaindre de quoi que ce soit. Il est plus faible que la veille. — Un lavement passé le matin est resté sans résultat, et il n'y a eu qu'une selle peu abondante (selle pulpeuse). A la percussion et à l'auscultation, même résultat que la veille. — Poids du corps, 50,500 grammes. La quantité d'urine est de 550 centimètres cubes, son poids spécifique de 1,025; elle contient moins d'albumine que la veille.

26 *février* (10e jour de la maladie). — Température du matin 39°,3, du soir 39°,6. — Pouls du matin 112, du soir 100, facile à déprimer. Resp. du matin 32, du soir 28. Délire, état des forces, connaissance comme la veille. Quand on explore le pouls on perçoit des soubresauts des tendons. Le gargouillement persiste dans la région iléo-cœcale. Une selle peu abondante, pulpeuse. — Poids du corps : 50,300 grammes. Quantité d'urine rendue : 500 centimètres cubes, poids spécifique 1,026, pas d'albumine; chlorures 0.25 centigrammes.

27 *février* (11e jour de la maladie). — Température du matin 39°,2, du soir 30°,6. — Pouls à 102, bien moins dépressible. Respiration 26. Aujourd'hui le malade a sa connaissance, il se plaint d'une faiblesse extraordinaire, de céphalalgie, de douleurs dans tous les membres. La langue est assez humide. L'exanthème, bien qu'il soit devenu plus pâle, s'aperçoit encore fort bien. Pas de selles. — Quantité d'urine rendue : 700 centimètres cubes; poids spécifique : 1,019; pas d'albumine. La coloration bleuâtre de la face et des mains, ainsi que les soubresauts des tendons ont disparu. Poids du corps : 50,500 grammes.

28 *février* (12e jour de la maladie). — Temp. du matin 38°,8, du soir 38°,7. Pouls à 90. Respiration à 30. Une selle pulpeuse — sommeil tranquille, presque sans délire. — Mêmes plaintes que la veille. Les limites du foie sont les mêmes qu'au premier examen. Le ventre moins ballonné : les gargouillements ont presque disparu. La quantité d'urine rendue est de 600 centimètres cubes, poids spécif. 1,017, sans albuminurie, 23 grammes 2 décigrammes, chlorures 0,4. — Poids du corps, 48,700 grammes.

29 *février* (13e jour de la maladie). — Temp. : matin 38°,1; pouls, 90. — Resp. 26. Dans la nuit le malade a eu un léger délire. Une selle de consistance moyenne. Langue humide, couverte d'un enduit blanchâtre; peu d'appétit. L'exanthème a pâli; poids du corps 48,250 grammes.

1er *mars* (14e jour de la maladie). — Temp. : matin 37°,1; du soir 37,°3; pouls 70. Resp. 22. Le malade dit se sentir mieux. Poids du corps 47,000 grammes. Du reste, pas de changements.

2 *mars* (15e jour de la maladie). — Temp. : du matin 37°; du soir 37°,1. — Pouls 70. — Resp. 18. — Langue nette — ventre encore ballonné — l'exanthème a encore pâli. — Le malade a vomi après avoir pris du bouillon. Peu d'appétit. Il se plaint de dureté de l'ouïe et de faiblesse — une selle. — Le malade est pâle, on ne remarque aucun changement à la percussion de la poitrine et du ventre, pas plus qu'à l'auscultation.

3 *mars* (16e jour de la maladie). — Température du matin, 36°,7, du soir, 37°,1. Le malade a vomi après avoir pris de l'eau de Seltz. Deux selles demi-liquides, ventre ballonné, langue un peu chargée, tremblante quand le malade la tire. L'exanthème, bien que devenu plus pâle, est encore toujours très-appréciable. Le patient a toute sa conscience. Il est apathique, se plaint de faiblesse, de bourdonnement dans la tête, de perte d'appétit.

4 *mars* (17e jour de la maladie). — Température du matin, 36°,4, du soir, 36°,7. Le malade vomit après avoir bu du thé; une selle, ventre moins ballonné. La matité de la rate se termine à deux travers de doigt en avant de la ligne mamillaire. L'exanthème pâlit. Mêmes plaintes que la veille. Poids du corps : 47,070 grammes.

5 *mars* (18e jour de la maladie). — Température du matin, 36°,3, du soir, 36°,8. L'exanthème se remarque à peine; pas de vomissements. Une selle toute normale, ventre très-peu ballonné, pas de gargouillement à la palpation. Le malade se plaint d'avoir peu d'appétit et de bourdonnements dans la tête. Poids du corps : 46,400 grammes.

6 *mars* (19e jour de la maladie). — Température du matin 36°,6, du soir, 36°,8. Langue très-peu chargée, ventre un peu ballonné, une selle normale. Le foie ne dépasse pas le rebord des côtes; la matité de la rate commence à la huitième côte et se termine transversalement à trois travers de doigt en avant de la ligne mamillaire. Les bruits de cœur sont faibles, pas accélérés, le malade est pâle, ses muqueuses anémiées. Point de nausées ni de vomissements. L'appétit est bon, le sommeil mauvais. Poids du corps : 46,850 grammes.

7 *mars* (20e jour de la maladie). — Température du matin, 36 ,4, du soir, 36°,2. La matité de la rate commence entre la huitième et la neuvième côte, et se termine transversalement à quatre travers de doigt en avant de la ligne mamillaire. Du reste, les phénomènes objectifs et subjectifs sont les mêmes qu'hier. Poids du corps : 46,920 grammes.

8 *mars* (21e jour de la maladie). — Température du matin 36°,2, du soir, 36°,4. Pas de changement. Poids du corps : 46,650 grammes.

9 *mars* (22e jour de la maladie). — Température du matin, 36°,2, du soir, 36°,3. L'exanthème se remarque à peine. Une selle peu copieuse, assez dure. L'appétit est assez bon. Le malade se plaint qu'il dort mal et qu'il a des bourdonnements d'oreilles. Poids du corps : 45,500 grammes.

10 *mars* (23e jour de la maladie). — Température du matin, 36°,5, du soir, 37°,3. Pas de changements dans les phénomènes objectifs et subjectifs. Poids du corps : 47,100 grammes.

11 *mars* (24e jour de la maladie). — Température du matin, et du soir, 36°,5. L'exanthème ne se remarque presque plus. Il y a des douleurs et du gargouillement dans le ventre. Le malade n'a eu qu'une selle vers le soir, après un lavement. Il est encore pâle. Ses forces augmentent; l'appétit est bon, le sommeil est meilleur. Poids du corps : 47,500 grammes.

12 *mars* (25e jour de la maladie). — Température du matin, 36°,3, du soir, 37°. Le foie et la rate ne présentent pas de changement. Le ventre n'est pas ballonné, une selle normale, appétit très-bon. Le malade marche dans la salle sans peine. Le bourdonnement d'oreilles est presque entièrement dis-

paru. Le sommeil n'est pas encore tout à fait bon. Poids du corps : 47,530 grammes.

Du 13 au 20 mars, la température ne dépassa pas 37°,2. L'exanthème pâlit de plus en plus, et le jour où le malade quitta la clinique, sa peau ne semblait que légèrement marbrée. On ne remarqua pas de desquamation; le pouls oscilla entre 60 et 70 pulsations, le nombre des respirations ne dépassa pas 18 par minute. Les forces augmentèrent de plus en plus, l'appétit resta très-bon. Tous les jours, le malade avait une selle normale. Il ne se plaint plus depuis le 14 mars d'insommie; peu à peu le poids du corps augmente en présentant des oscillations très-légères.

—

Le traitement a consisté en bains froids gradués, c'est-à-dire en diminuant successivement la température, en compresses réchauffantes sur l'abdomen, compresses froides sur la tête et, trois fois par jour, 7 1/2 centigrammes de sulfate de quinine; puis, de temps en temps, des lavements d'eau, suivant le besoin.

—

Nous allons maintenant faire quelques remarques. D'abord, quant à la période prodromique, qui a été de six jours, le malade — comme il arrive d'ordinaire — s'étant traîné jusqu'à bout de forces. Il y eut d'abord dérangement des voies gastriques, selles peu abondantes et liquides, maux de tête, sensation de malaise et de faiblesse générale ; puis la fièvre éclata par un violent frisson de deux heures ; après, il y eut une chaleur sèche ou mordicante, qui força le malade toute la journée à boire. Les selles restèrent liquides, mais cependant peu fréquentes ; la faiblesse générale, le malaise, la céphalalgie augmentèrent, des douleurs se firent sentir dans les extrémités, mais pas de localisations bien précises ; plutôt un état d'hypérémie générale.

—

En pareille circonstance, il ne faut pas hésiter de donner le sel Chanteaud, et immédiatement après l'arséniate de strychnine et l'arséniate de quinine. Ces deux agents sont d'autant plus indiqués que la cause a été un miasme. Dans le cas dont il est ici question, il faut admettre un miasme individuel ou autochthone, dû à la négligence apportée au lavage interne du corps. Il se forme ainsi, indépendamment de gaz hydro-sulfuriques, un ferment : la *fécine*, qui est cause des troubles généraux qu'on remarque, et qui constituent une véritable intoxication.

—

C'est parce que le traitement préventif n'a pu être employé que la lutte a été si longue. Dans les maladies typhiques, grâce aux moyens que nous venons d'indiquer, il est rare que la jugulation n'ait lieu dans le cours du premier septénaire, quelquefois endéans les trois premiers jours; et la convalescence est à peine sensible, tandis que lorsqu'on laisse les forces vitales se déprimer, le malade a toutes les peines du monde à se relever de sa faiblesse.

—

On aura remarqué, dans le cas cité, que la température s'est élevée rapidement à 39°3, 39°6, 40° c., 40°1

Tant qu'il n'existe point de lésion organique, rien de plus facile que de faire baisser cette température avec la vératrine et l'aconitine : 1 granule de chaque, de demi-heure en demi-heure. Nous avons dû rarement, dans ces cas, dépasser 10 à 12 granules, sans recourir aux bains et aux compresses, soit froides, soit réchauffantes : cependant, comme nous ne prétendons pas exclure cette médication qui, dans beaucoup de circonstances, rend de grands services, nous allons l'exposer d'après le docteur Botkin.

« Dans les premières années de mon enseignement clinique, dit-il, je suivais exclusivement le traitement suivant : A côté du lit du malade était placé un autre lit, dont le matelas était recouvert d'une toile cirée ; par-dessus on étendait un drap trempé dans une eau aussi froide qu'on pouvait l'avoir, bien exprimé, et dans lequel on emmaillotait le malade, de manière à ne laisser découvert que la figure ; puis, on le couvrait de couvertures. Au bout de quelques minutes, quand le drap était devenu fumant, on replaçait le malade dans l'autre lit, où l'on avait préparé de la même manière un second drap mouillé. Au bout d'un certain temps, on replaçait le malade dans le premier lit, avec un nouveau drap mouillé. Habituellement nous nous bornions à ces trois enveloppements ; rarement on en faisait un quatrième. Le plus souvent le premier enveloppement était très-agréable au malade, le second déterminait déjà un frisson, et le troisième était insupportable. Chaque fois ce traitement devenait plus fatigant pour le patient, le frisson se montrait plus tôt, de telle sorte qu'il fallait se borner à un premier enveloppement. Ces inconvénients me déterminèrent à modifier le traitement de telle manière que l'eau dans laquelle le drap était trempé fut prise à une température de 15 à 22° c. Les malades supportaient beaucoup mieux ces enveloppements, et nous pouvions employer ce traitement de réfrigération sur un plus grand nombre de sujets et pendant plus longtemps. A cette époque, nous employions dans quelques cas l'eau froide, sous forme d'affusions sur la tête, faites au-dessus d'un bassin placé auprès du lit. La température de l'eau était d'abord beaucoup trop basse, et les malades la supportaient difficilement, au point que nous fûmes obligé de prendre de l'eau moins froide, suivant la sensibilité du malade. Des compresses trempées dans de l'eau froide, dans quelques cas une vessie avec de la glace, étaient appliquées sur la tête du typhisé.

„ Quand l'enveloppement était mal supporté, nous le remplacions par des lotions de tout le corps avec une éponge, trempée dans une eau plus ou moins chaude, avec addition de vinaigre simple ou camphré, ou bien de l'esprit-de-vin camphré. Ces lotions étaient répétées toutes les deux heures. Cette opération se faisait sous les couvertures, afin de ne pas provoquer un refroidissement général.

„ Dans la pratique particulière où il n'existait pas pour l'enveloppement les moyens nécessaires, nous nous contentions des lotions à l'éponge (*sponge bath des Anglais*).

„ Depuis, sur l'avis du professeur Ziemsen, nous employons pour les typhisés des bains entiers. Le malade est placé dans un bain à la température de 33°,7 c., et qu'on refroidit toutes les trois à quatre minutes en y ajoutant de l'eau froide et en enlevant proportionnellement l'eau chaude. Ce refroidissement est continué jusqu'à ce que le malade éprouve un frisson et perde la sensation primitive agréable du froid. Habituellement les malades restent un quart d'heure ou une demi-heure dans le bain, qui est refroidi jusqu'à 28°,7, 22°,5 c., suivant les malades. On donne habituellement tous les jours deux, quelquefois trois bains, et il est rare qu'on rencontre des typhisés qui ne supportent pas ce traitement.

„ Nous regardions le bain froid comme contre-indiqué quand le malade était trop faible et la température du corps relativement peu élevée ; quand, par exemple, cette dernière n'atteignait pas 34° c., et que les forces du malade et son activité cardiaque indiquaient un affaiblissement considérable.

„ Le bain froid nous paraissait également à rejeter quand il y avait des hémorrhagies critiques, telles que : épistaxis, hémoptysies, enterrhagies; nous étions également très-prudent quand il y avait de fortes transpirations, surtout quand cette transpiration était accompagnée d'un abaissement plus ou moins considérable de la température. Dans ces cas, nous employions surtout les lotions à l'éponge. „

Peut-on employer les bains froids quand il existe des complications inflammatoires, telles que : pneumonie, catarrhe aigu, cardite, etc. On sait à quel point Pressnietz poussait la hardiesse dans ces cas; et nous-même, à l'époque où il n'était question que des cures effectuées par le paysan de Greaffenberg, nous avons eu souvent recours au bain froid dans des cas analogues; mais comme nous ne voudrions pas qu'on se prévalût de notre autorité seule, nous ferons connaître également l'opinion du docteur Botkin :

“ Au début de mon enseignement clinique, je regardais le refroidissement énergique du corps, au moyen de l'enveloppement, dans les complications du processus typhoïde, comme contre-indiqué, par exemple, quand il y avait une pneumonie croupale ou catarrhale. Depuis que j'ai commencé les bains refroidis peu à peu, j'ai cessé de regarder les affections pulmonaires ou cardiaques comme des contre-indications absolues à l'emploi de ces bains, seulement le refroidissement doit avoir lieu lentement et la température ne pas être abaissée au-dessous de 30 à 27° c. L'affection du parenchyme pulmonaire qui se montre dans le cours du typhus pétéchial n'est pour nous une contre-indication à l'emploi du bain froid, que dans les cas où l'on observe en même temps un crachement abondant de sang, ou quand l'activité cardiaque est tellement affaiblie que les obstacles apportés à la circulation sanguine dans l'artère pulmonaire, à la suite de la compression de ses rameaux par un produit pneumonique, ne peuvent être surmontés d'une manière suffisante. Mais quand les altérations de la circulation dans les poumons, produits sous l'influence de la pneumonie, sont bien compensées, les bains froids peuvent alors être employés très-hardiment.

„ La bronchite qui complique si souvent le typhus pétéchial n'est pas une contre-indication à l'emploi de l'hydrothérapie. „

—

Nous ferons remarquer que la résistance vitale sera singulièrement augmentée par l'emploi de l'arséniate de strychnine, donné avant le bain, avec un peu de vin aromatisé : 2 à 3 granules dans une cuillerée ordinaire, et, dans l'intervalle des bains, par l'aconitine, car ce qu'il faut combattre, c'est l'asthénie, c'est-à-dire les stases sanguines à l'intérieur.

Le docteur Botkin a rempli en partie ce but en donnant à son malade 7 1/2 centigrammes de sulfate de quinine par jour. Et en cela, il le faut louer hautement d'avoir écarté les doses massives dont se servent généralement les allopathes.

—

Il y a trois ans, dans un voyage que nous fîmes à Lyon, il n'était question que de la fièvre typhoïde qui y régnait en ce moment, et de son traitement par les bains froids. Nous avons pu suivre quelques-uns de ces traitements et devons déclarer qu'ils ne sont nullement jugulateurs comme on l'a dit. La raison en est simple : on enlève le calorique exubérant, mais on n'enéteint pas la source. Dans le cas clinique du docteur

Botkin, on a vu la température se maintenir à 39, 39,2, 40°,1, jusqu'à ce qu'elle tombât au-dessous de la moyenne physiologique : 36° c., au grand affaiblissement du malade, tant virtuellement que matériellement, puisqu'il y a eu perte de poids.

Le professeur Liebermeister, de Tubingue, a donné de la fièvre typhoïde un traitement mixte qui se rapproche beaucoup de la dosimétrie. Nous allons le laisser parler :

« L'élément qu'il faut essentiellement combattre, c'est l'élévation excessive de la température animale, ou mieux encore la cause qui produit cette chaleur, pour attaquer le mal à sa racine. Deux méthodes ont été reconnues aptes à cette vue : l'une que l'on pourrait nommer *antithermique* consiste à retirer au moyen de bains froids d'une durée et d'une température appropriées, l'excès de chaleur qui est si pernicieux pour l'existence. Il y a des cas où cette indication est si pressante, si formelle, qu'on ne pourrait s'en passer.

» Mais à côté de cet effet : la soustraction physique du calorique morbide, il y en a un autre plus éloigné, et qui consiste à réduire la production de la chaleur en limitant la combustion organique pour un temps plus ou moins prolongé. Ce refroidissement du corps, suffisamment répété (jusqu'à douze fois en vingt-quatre heures), produit des résultats sûrs et immédiats dans la majorité des cas.

» Cependant il y a des cas rebelles où les bains froids restent sans succès. Et puis, il y a une foule de malades chez lesquels on ne saurait employer longtemps les bains froids; on recourt donc ordinairement à la méthode dite *antipyrétique*, qui consiste dans l'action de certains médicaments, opérant la défervescense, c'est-à-dire qui combattent l'élément essentiel de la fièvre : la décomposition exagérée des tissus.

» La quinine, en faisant ici abstraction de son emploi dans les fièvres paludéennes, n'exerce aucune action antipyrétique évidente que dans les cas où elle est administrée à très-hautes doses.

„ Quand il s'agit d'un adulte, je donne ordinairement 1 1/2 à 2 1/2 grammes de sulfate ou de chlorhydrate de quinine (car je ne remarque aucune différence dans les effets de ces deux sels); mais il est essentiel que cette dose soit prise en entier dans l'espace d'une demi-heure, tout au plus d'une heure. L'effet serait considérablement amoindri si on la prenait en plus de temps.

„ Cela est vrai à tel point, qu'une dose beaucoup plus grande, mal partagée, pour être prise en une demi-journée ou pendant vingt-quatre heures, a à peine une influence appréciable sur la température du malade.

„ D'autre part, je ne fais jamais répéter cette dose *prodigieuse* avant les quarante-huit heures. Il faudrait ensuite faire remarquer que dans le cas où la fièvre offre spontanément de fortes rémissions ou des intermissions, la quinine est beaucoup moins indiquée que dans le cas de fièvre continue ou subcontinue, malgré que beaucoup de médecins professent une opinion diamétralement opposée. L'effet favorable par la quinine à haute dose dans les fièvres continues s'explique, précisément parce qu'elle détermine une intermission, quelque passagère qu'elle soit. Là donc où ces intermissions se montrent spontanément, la quinine ne me semble plus à sa place.

„ Il est un fait connu : qu'une fièvre très-violente, mais qui de temps à autre offre des intermissions complètes, est beaucoup moins dangereuse qu'une fièvre continue ou subcontinue d'une intensité modérée; et j'ai remarqué que le même pronostic peut s'appliquer aux fièvres modifiées par la médication, suivant que cette dernière détermine des intermissions franches ou seulement un amoindrissement continu des symptômes.

„ Voilà ce qui m'a porté à tenter d'obtenir par les moyens antipyrétiques des intermissions aussi complètes, aussi franches que possible. Je ne considère la dose de quinine comme suffisante que quand elle est parvenue à réduire la température à la normale : ainsi au-dessous de 38° c. Quand une première dose de 1 gramme et demi à 2 grammes et demi n'a pas produit cet effet, je donne, quarante-huit heures après, une dose plus forte.

Si cependant (et cela arrive encore assez souvent) une première dose avait réduit la température au-dessous de 37° c., je donnerais la prochaine fois une dose plus petite. C'est là, à mon avis, la meilleure façon d'approprier les doses aux individualités et aux idiosyncrasies.

„ J'ai aussi employé la quinine, suivant cette méthode, dans le typhus, la pneumonie (franche ou asthénique), la variole, la scarlatine, l'érysipèle, le rhumatisme articulaire aigu, la pleurésie, la fièvre de suppuration, la phthisie floride avec fièvre intense et continue, la méningite cérébro-spinale épidémique.

L'action antipyrétique, quand toutefois on observe bien, ne fait jamais défaut après l'emploi de hautes doses de quinine. Cependant dans quelques maladies, comme le rhumatisme articulaire aigu et la fièvre de suppuration, dans la variole, cet effet profond de la quinine paraît plus difficile à obtenir. Il existe même d'autres cas, particulièrement graves et rebelles de maladies fébriles, dans lesquelles, même une dose de 2 1/2 grammes de quinine ne suffit pas pour rétablir la température normale. Dans ce cas il faut s'adresser à d'autres médicaments antipyrétiques, ou à une combinaison appropriée de ces derniers, pour atteindre le but.

1° *Digitale.*—Pour l'action antipyrétique, je n'emploie cette substance que sous forme de poudre ou de pilules, parce que ces formes me paraissent être plus fidèles dans ces cas, tandis que l'infusion qu'on administre ordinairement mérite peut-être la préférence lorsqu'il s'agit d'exercer une action sur les contractions cardiaques.

Quand on donne la digitale en substance, il faut naturellement prescrire une dose plus petite que si on voulait se servir de l'infusion qui est plus faible. Je donne ordinairement 3/4 à 1 1/2 grammes pour trente-six heures. Dans les maladies fébriles graves, la digitale est d'autant moins indiquée que la fréquence du pouls est plus grande; elle paraît, dans des cas de menace de paralysie cardiaque, pouvoir accélérer l'arrivée de cet accident. D'autre part, elle peut être employée avec succès dans les cas de typhus, aussi longtemps que les contractions du cœur ne sont pas trop fréquentes ou du moins conservent encore quelque force. Dans des cas particulièrement rebelles ou désespérés, quand la quinine seule n'est pas parvenue à déterminer un abaissement suffisant de la température, on obtient ordinairement l'effet voulu par la combinaison de la digitale, avec la quinine. On commencera par administrer, peu à peu, pendant 24 ou 36 heures, 3/4 à 1 1/2 gramme digitale en substance, puis on donnera immédiatement, comme dose complète de quinine, 2 à 2 1/2 grammes. Quand de cette manière on a réussi à obtenir une intermission franche, alors on y arrive aussi avec la quinine seule.

2° *Vératrine.* — C'est un antipyrétique qui mérite beaucoup de confiance quand il est employé à dose suffisante. On obtient souvent par lui des intermissions alors que la quinine n'avait pas eu d'effet. Je fais ordinairement prendre des pilules dont chacune renferme 5 milligrammes : toutes les heures une, jusqu'à ce qu'il survienne un état nauséeux prononcé ou des vomissements.

Généralement 4 à 5 pilules suffisent. Le collapsus, qui à cause de l'abaissement rapide de la température succède facilement aux vomissements, n'est pas dangereux, même pour des individus atteints de typhus; il se dissipe rapidement par l'emploi du vin et d'autres analeptiques.

Nous devons faire ici quelques réserves. D'abord quant à l'emploi du sulfate ou du chlorhydrate de quinine à hautes doses (1 1/2 à 2 1/2 grammes) dans les fièvres continues. Il y a, en général, dans ces fièvres, des irritations intérieures, surtout de la muqueuse gastro-intestinale qui ne permettent point la tolérance du fébrifuge, ou plutôt qui fait que la fièvre ne peut être coupée que petit à petit. Le professeur allemand en convient puisqu'il dit que cet effet est difficile à obtenir dans le rhumatisme articulaire aigu et dans la fièvre de suppuration de la variole. Nous sommes persuadé que s'il essayait de la méthode dosimétrique, c'est-à-dire s'il donnait des antipyrétiques à petites doses et à intervalles rapprochés, il en obtiendrait des meilleurs effets que des doses massives. Le professeur de Tubingue fait comme tous les allopathes, c'est-à-dire quitte ou double. C'est la fièvre qui est tuée ou le malade. Aussi est-il obligé de laisser ce dernier se remettre, pendant quarante-huit heures, de cet énorme pavé. Mais si, en attendant, la fièvre n'est pas coupée, qu'arrive-t-il ? Évidemment le médecin est désarmé.

—

Que l'on puisse obtenir des succès assurés avec la méthode dosimétrique, le fait suivant le démontre.

—

Pleuro-pneumonie adynamique. — Traitement dosimétrique par l'acide phosphorique et le sulfate de strychnine, la vératrine, la digitaline, la cicutine et l'hydro-ferro-cyanate de quinine.

Le sujet qui fait l'objet de cette observation fut amené dans notre service pour une contusion du thorax. Il existait un état de stupeur avec un pouls à peine perceptible ; respiration petite, saccadée, avec oppression et douleurs lancinantes. La première indication était de relever les forces du malade. Ordinairement, dans ces cas, on pratique une petite saignée; mais la prostration était telle, qu'une perte de sang eût pu être mortelle. Nous commençâmes donc par administrer l'acide phosphorique et le sulfate de strychnine, à la dose de 1 milligramme de chaque, toutes les demi-heures. — Le thorax fut immobilisé dans un appareil ouaté, afin de limiter les mouvements des côtes, extrêmement douloureux. Le blessé fut placé dans une position semi-assise pour faciliter la respiration abdominale.

A la huitième prise des granules, le pouls se releva, la chaleur revint et monta bientôt au-dessus de la moyenne physiologique, ce qui nécessita l'administration de l'aconitine et de la vératrine. Il fallut 18 granules de chaque (deux par deux, de quart d'heure en quart d'heure) pour faire descendre le pouls à 45 pulsations, et la chaleur à 37 1/2° c. Il n'en résulta aucun trouble ou intoxication. La liberté des garde-robes fut entretenue au moyen du sel Chanteaud : une cuillerée à café dans un verre d'eau, en différentes fois. Le troisième jour, le pouls restant à 95 et la chaleur à 38 3/4, dans la crainte d'un épanchement, nous administrâmes la digitaline, qui fut continuée le quatrième et le cinquième jour, à raison de 12 granules par jour, au milligramme : toutes les heures 1 granule.

Ce médicament a eu pour effet d'amener une prompte diurèse et de ramener le pouls et la chaleur presque à l'état normal.

La douleur intercostale persistant, nous eûmes recours à la cicutine, qui fut alternée avec la digitaline.

Enfin, le huitième jour, comme il y avait redoublement de la fièvre vers le soir, nous recourûmes à l'hydro-ferro-cyanate de quinine, à la dose de 8 granules, de 1 milligramme chaque, avec une infusion nitrée de quinquina.

Grâce à cette médication méthodique, les désordres du côté de la poitrine furent évités et le malade entra promptement en convalescence.

—

On le voit, les alcaloïdes ont joué ici le principal rôle. Au début, l'acide phosphorique et le sulfate de strychnine ont empêché les forces respiratoires de s'épuiser, et ont prévenu l'engouement pulmonaire, et partant, l'asphyxie.

FIÈVRES ALGIDES.

a) Fièvre algide de Torti. — Fièvre masquée. — Fièvre pernicieuse. — Torti a décrit, au siècle dernier, une fièvre qui se distingue par la prolongation du stade de froid, ou plutôt qui ne présente que ce stade unique, tandis qu'il se forme à l'intérieur des congestions souvent mortelles.

—

En 1826 et 1827, la ville de Gand et ses environs se trouvaient sous l'influence de miasmes, à cause du creusement du canal de cette ville à la mer. On vit alors se déclarer des fièvres malignes de toute nature, des fièvres intermittentes, des fièvres larvées et pernicieuses, sous toutes les formes possibles. Le typhus régna aussi à cette même époque, se ressentant du miasme existant. Son invasion était brusque, foudroyante, et sa marche fort rapide. Dès le troisième ou quatrième jour, la typhomanie était complète, et du septième au huitième, des pétéchies se montraient sur toutes les parties du corps ; à l'intérieur, la bouche était entièrement couverte d'un enduit fuligineux. Au dixième jour, des escarres se formaient au sacrum.

—

Les déplétions sanguines étaient mortelles, et il fallut recourir, non-seulement au quinquina, mais aux stimulants diffusibles les plus énergiques. Je suis persuadé qu'aujourd'hui on aurait raison de ces fièvres par l'arséniate de strychnine et l'arséniate de quinine, donnés tous les quarts d'heure jusqu'au soir, et la nuit, le chlorhydrate de morphine et le chloral.

Le matin on procéderait au lavage du tube intestinal par le sel Chanteaud et on reprendrait la médication comme le jour précédent.

—

Le danger de toutes ces fièvres consiste donc dans la dépression de la vitalité par l'agent miasmatique. Quelle que soit l'idée qu'on se forme de la nature du miasme, c'est aux forces vitales qu'il faut venir en aide, et pour ce qui est de la marche de ces fièvres, cela dépend plutôt du degré de résistance de l'économie.

Les périodes ou septénaires n'existent en réalité que parce qu'on abandonne l'organisme malade à ses propres forces.

—

Dans ce conflit de la maladie ou plutôt de l'agent morbide avec l'organisme, il faut que l'un ou l'autre succombe. Or, c'est ici l'art qui doit décider la victoire. Faire de l'expectation dans ces cas, c'est comme un général qui ne bougerait pas voyant ses troupes aux prises avec un ennemi supérieur.

Dans l'épidémie dont il est ici question, les uns étaient pris brusquement de symptômes, tantôt cérébraux avec délire, suivi de près de coma, au point qu'on pouvait croire à une méningite.

D'autres présentaient de l'anxiété précordiale, des douleurs rétrosternales ou intercostales, avec difficulté de respirer, et souvent des crachements rouillés ou hémoptoïques; d'autres avaient tous les symptômes d'une entéro-péritonite, etc.

—

Chez tous les malades la prostration était extrême, le facies pâle et amaigri, quelques-uns avec une teinte leucémique, le pouls petit, misérable, et si on ne leur venait au secours par le sulfate de quinine, ils mouraient au bout de vingt-quatre heures. L'autopsie faisait constater des hypostases sanguines et des épanchements séreux dans les cavités splanchniques, mais nulle part des produits inflammatoires.

—

Aujourd'hui, qu'on a la dosimétrie, on attaquera

ces fièvres par l'arséniate de strychnine dans la période sidérative, l'aconitine et la vératrine dans la période de réaction, l'arséniate de quinine ou l'hydroferro-cyanate de quinine dans la période de rémittence.

---

b) CHOLÉRA INDIEN.

L'apparition du choléra indien en Europe ayant été un des grands événements de notre époque, nous allons en dire un mot ici, en rappelant les diverses épidémies que nous avons traversées. Nous extrayons cet itinéraire de notre ouvrage publié en 1858.

—

Le choléra a régné de tous temps dans l'Inde orientale, tant endémiquement qu'épidémiquement.

Pour nous en tenir à notre temps, ce fut en 1817 que, se réveillant avec un caractère plus destructeur, il parut à Jessore, petite ville populeuse située au milieu du delta du Gange, à 33 lieues N.-E. de Calcutta.

Pendant longtemps on a regardé cette ville comme le lieu d'origine du fléau indien, mais il avait apparu antérieurement sur les bords du Barampoutre, rivière de l'Indoustan, et avait déjà sévi à Putna, à Dinapore et dans plusieurs autres villes de l'Indoustan.

Ce fut à la fin du mois d'août 1817, que le choléra éclata à Jessore; portant de là ses ravages de localités en localités, il se montra un mois après à Calcutta, et remontant le Gange, alla dévaster toutes les villes que ce fleuve traverse.

Pendant cette année, la mortalité fut effrayante dans le Bengale et les provinces septentrionales de l'Indoustan :

Patna, Bennarès, Allahabad, Lucknow, Agra, Delhi, sont les villes qui perdirent surtout un grand nombre d'habitants. La population d'Allahabad, entre autres, fut réduite de 10,000 habitants.

L'année suivante, le choléra s'étendit sur une plus grande surface; longeant la côte orientale de la presqu'île, il gagna Cicacale, Nellore, et éclata à Madras au commencement du mois d'octobre, d'où, continuant sa route vers le sud, il atteignit Sadras et Pondichery. Il fit d'énormes ravages dans l'intérieur du pays.

De Nagpoi, où il arriva au mois de mai, il atteignit Bombay le 6 août, Seringapatam le 6 novembre. Toute la côte occidentale de la presqu'île indienne fut également envahie. L'Indoustan fut donc le foyer des miasmes pestilentiels qui se répandirent dans le monde entier.

En 1819, le choléra se réveilla avec une nouvelle fureur et éclata non-seulement dans les lieux qu'il avait déjà visités, mais encore il infecta des localités où il avait été inconnu jusque-là. C'est ainsi que traversant le détroit de Polk, il prit domicile à l'île de Ceylan, qu'il n'a plus quitté depuis, et d'un autre côté s'étendant vers l'est, pénétra dans l'Indo-Chine, où il porta l'horreur et l'épouvante. Il envahit le royaume des Birmans et la presqu'île des Mallaca, dont la capitale éprouva d'affreux ravages. Le royaume de Siam, la Cochinchine et la Chine furent successivement visités. L'épidémie continua aussi sa marche meurtrière dans les immenses contrées comprises entre le 10e parallèle méridional et le 40e septentrional, et le 70e et le 126e méridional.

En 1823, le choléra était à Pékin, où la mortalité fut effrayante. Les îles de l'Océanie ne furent pas épargnées : Sumatra, Java, Bornéo, les Philippines, les Molluques, etc., furent particulièrement maltraités.

Les progrès du fléau n'en restèrent pas là : en même temps qu'il ravageait l'Asie orientale, il s'étendit vers l'ouest. Partant de la côte occidentale de l'Indoustan, où il fit un nombre immense de victimes, il traversa la mer et éclata, en novembre 1819, à l'île de France, où plus de 13,000 personnes succombèrent. — Il entra en Arabie en 1821, dont Mascate est la ville qui en fut atteinte la première. Les îles d'Ormus et de Kischmé furent infectées en même temps. Se propageant alors le long des côtes du golfe Persique, il éclata à Bassora et Bender-Abouschir. Ces deux villes lui donnèrent l'entrée de la Syrie et de la Perse, qu'il traversa du sud au nord.

De Bassora, suivant l'Euphrate et le Tigre, le choléra parut à Annah et à Bagdad, et de là se propageant plus loin dans la Syrie, il s'étendit jusqu'aux côtes asiatiques de la Méditerranée, en parcourant avec toute sa vigueur primitive une foule de villes : Antioche, Alep, Damas, Alexandrette, Tripoli, etc., où il fit un grand nombre de victimes.

De là, l'Europe allait infailliblement être infectée, s'il n'y avait régné un vent d'ouest qui se faisait sentir jusqu'à 36 lieues dans l'intérieur du pays.

La Perse a surtout payé un large tribut au fléau. De Bender-Abouschir, il s'avança vers Chiras, où la famille royale fut atteinte une des premières. De là il se dirigea vers Yerz, Ispahan, Kermanschah, où il rencontra l'épidémie de la Syrie. S'étendant alors vers le nord, il dévasta Kachan, Kosben et Tauris. De cette dernière ville il alla sévir à Erivan, Kars et Erzeroum. Enfin remontant le Khour, il arriva à Tiflis et s'installa sur les bords de la mer Caspienne, d'où il menaça à chaque instant d'envahir l'Europe.

MARCHE DU CHOLÉRA EN EUROPE. — ÉPIDÉMIE DE 1830 A 1849.

Malgré les obstacles qui se présentèrent à sa marche, le choléra pénétra à plusieurs reprises sur le territoire russe. — Le principe meurtrier, engourdi, pour ainsi dire, par les froids des hivers qui sont cause de ces intermittences dans son apparition et sa marche, se ranima toujours aux premières chaleurs. — En septembre 1823, il éclata à Astrakan. — En 1829, il était à Orenbourg et ses environs. — En 1830, reparaissant à Téhéran, capitale de la Perse, il se dirigea rapidement vers le nord, atteignit Tauris, entra en Géorgie et décima les côtes de la mer Caspienne. Astara, Sulian, Bakan et plusieurs autres villes furent successivement envahies.

Franchissant le Caucase, il éclata de nouveau à Astrakan, le 2 juillet 1830, et remontant le Volga, il porta son germe destructeur jusqu'au centre de la Russie, dévastant toutes les villes qui se trouvèrent sur son chemin : Saratov, Jamara, Simbirsk, Kasan, reçurent ses premières atteintes. Par le Don, qui se jette dans la mer d'Azof, le terrible fléau pénétra dans les provinces méridionales de l'empire ; parcourant tout le littoral de la mer, il porta ses ravages à Tcherkask, Azof, Sébastopol, Odessa, Kerson. — Remontant ensuite les fleuves qui se jettent dans la mer Noire, il envahit les diverses provinces que ces fleuves parcourent. — La Bessarabie, la Moldavie ne furent pas épargnées, Moscou reçut sa visite vers la fin de septembre 1830.

En 1831, l'épidémie gagna les provinces occidentales de la Russie : différents ports de mer de la Baltique furent infectés : Riga, Polonga, le furent en mai; Saint-Pétersbourg et ses environs en juin.

Au mois de mars de la même année, l'épidémie entra par la Volhynie en Pologne, où elle se dirigea du nord-ouest directement vers la capitale. — Toutes les villes sur sa route furent terriblement éprouvées. — La maladie atteignit Varsovie à la fin d'avril et en disparut subitement, circonstance peut-être due au changement survenu dans l'atmosphère par les nombreuses décharges d'artillerie qui précédèrent la prise de cette ville.

De Varsovie, le choléra s'irradia en différentes directions : d'un côté, suivant la Vistule, il se déclara à Dantzig le 26 mai 1831, et remontant le fleuve, arriva à Cracovie en juillet, pour aller de là en Autriche dont la capitale fut envahie le 14 septembre. — D'un autre côté, en suivant les grandes routes, il entra en Prusse, se dirigeant vers Breslau et vers Posen, pour éclater de là à Berlin, également au mois de septembre de cette année.

La Bohême et la Bavière furent également visitées par l'épidémie en 1831-1832, ainsi que la Turquie, où elle régna d'une manière presque continue.

L'Allemagne fut infectée en octobre 1831 jusqu'au même mois 1832. Arrêté pour ainsi dire sur le continent par la barrière du Rhin, l'élément destructeur franchit la mer et éclata dans les îles Britanniques dans les derniers mois de 1831. — Il parut à Londres le 8 février 1832, pour y cesser vers le 15 mai de la même année. — Passant alors la Manche, le choléra entra en France par Calais, le 15 mars, et de là fit explosion le 26 du même mois à Paris, où il fit environ 18,000 victimes. — S'irradiant ensuite dans les différents départements, il dévasta presque toute la France pour entrer ainsi dans les pays limitrophes.

Le choléra éclata en Belgique, en suivant l'Escaut, la Lys, la Meuse et différents autres cours d'eau. Il éclata d'abord à Courtrai, le 5 mai, à Gand, le 26 du même mois, et à Bruxelles, le 14 juin 1832.

La Hollande ne fut pas épargnée; la maladie parut à Rotterdam le 22 juin, et à La Haye le 13 juillet 1832.

En Amérique, le choléra éclata d'abord à Québec, en juin 1832, et de là dans les États-Unis.

En 1833, 1834, 1835, l'épidémie suivant, de l'ouest à l'est, le littoral de la Méditerranée, ravagea tous les pays méridionaux : le Portugal, l'Espagne, les départements du midi de la France, l'Italie, l'Afrique furent successivement envahis. Marseille et Alger furent infectés vers la même époque, au mois d'août 1833.

Épidémie de 1849. — Le choléra qui est venu nous visiter en 1849, a pris également son origine sur les bords du Gange, dans l'Indoustan, se répandant avec une rapidité beaucoup plus grande qu'antérieurement; il dévasta ce pays et entra dans l'Afghanistan et le Turkestan en 1845. L'année suivante, continuant sa marche de l'est à l'ouest, il envahit la Perse, dont la capitale, Téhéran, fut horriblement maltraitée. Il entra ensuite dans la Turquie d'Asie, suivit les rives du Tigre et de l'Euphrate; comme précédemment, il pénétra en Arabie, en novembre 1846, faisant payer à La Mecque et Médine un large tribut. De là, il envahit l'Égypte en 1848.

D'un autre côté, il suivit les bords de la mer Caspienne, et arriva aux pieds du Caucase à la fin de 1846.

En 1847, il pénétra en Europe en suivant différentes directions. Le 3 juillet, il éclata à Astrakan, et de là envahit les provinces que parcourt le Volga, ainsi que quelques provinces limitrophes. Moscou fut atteint le 1er octobre 1847, et ravagé pendant plusieurs mois. Suivant de nouveau le littoral de la mer d'Azof et de la mer Noire, l'épidémie en visita les diverses villes : elle sévit, au commencement d'octobre 1847, en Orient, et éclata, le 24 du même mois, à Constantinople. Cette marche du choléra fut très-rapide en comparaison de la première épidémie, car il ne mit que huit mois à parcourir les pays où précédemment il lui avait fallu treize années.

En 1848, le choléra continue à se rapprocher de nous; il reparut d'abord dans les différentes provinces russes qu'il avait déjà visitées, et se répandit avec une grande rapidité dans celles qui n'avaient pas été envahies. De cette manière, il se généralisa dans l'empire. Dans les premiers jours de juin, il éclata à Saint-Pétersbourg et les environs. La mortalité, dans toute la Russie, fut effroyable, puisque, dans chaque semaine de juillet, il fut déclaré plus de 80,000 morts.

En Pologne et en Gallicie, la maladie sévit jusqu'à la fin de 1848. Dans ce dernier pays, il frappa environ 43,650 individus, dont 17,752 moururent.

L'Autriche, la Prusse, l'Allemagne ne furent pas épargnés. A Berlin, l'épidémie régna depuis le 28 juillet 1848 jusqu'au 18 novembre.

Suivant toujours le littoral de la Baltique, le choléra envahit le Danemark, la Suède et la Norwége, où la ville de Bergues fut atteinte le 10 décembre.

La Hollande fut également attaquée : La Haye reçut l'épidémie en octobre, et presque en même temps toutes les villes maritimes furent atteintes.

En Belgique, le choléra effectua sa rentrée, le 29 octobre, par Anvers, c'est-à-dire d'un côté opposé à la précédente invasion, et ravagea les principales villes.

L'Angleterre, l'Écosse, l'Irlande reçurent le fléau vers la fin de 1848.

En France, ce fut par Dunkerque que l'invasion eut lieu, d'où tout le département du Nord fut frappé. Le 17 novembre 1848, le choléra parut à Lille pour se répandre pendant le reste de cette année et l'année suivante dans toute la France. Ce fut au mois de mars 1849 qu'il fut à Paris.

L'île d'Elbe et de Sardaigne furent également atteintes, ainsi que l'Afrique, l'Espagne, l'Italie. L'Amérique ne fut pas épargnée et fournit un grand nombre de victimes au fléau. Les États-Unis furent frappés les premiers vers 1848.

Épidémie de 1851-1854. — La troisième épidémie de choléra prit naissance au berceau des deux premières. Après avoir ravagé la partie orientale de l'Asie, le fléau éclata en Perse à la fin de 1850 et y fit de nombreuses victimes.

En 1851, il se déclara à Bassorah, et, remontant le Tigre, pénétra dans la Turquie d'Asie. La mortalité fut effrayante dans les principales villes en 1851-1852. La maladie arriva ainsi sur les bords de la mer Caspienne et au pied du Caucase; de là elle ne tarda pas à se montrer plus avant sur le territoire russe en suivant derechef, selon toutes les probabilités, les rivières de cet empire. Moscou, Saint-Pétersbourg furent bientôt atteints; il éclata dans la première de ces deux villes en septembre 1852, et à Saint-Pétersbourg en octobre de la même année.

En 1853, la plupart des villes du littoral de la Baltique furent envahies : Abo, Revel, Riga, Stettin, Dantzig, Copenhague, Stockholm, éprouvèrent une mortalité effrayante. La Prusse, le Danemark, la Suède, la Norwége et l'Allemagne furent horriblement maltraitées. La Pologne et l'Autriche ne furent pas épargnées.

Le choléra étendant de plus en plus ses ravages vers l'Occident, atteignit la Hollande, où il éclata à Amsterdam le 23 août 1853. Il pénétra en Angleterre par Newcastle et éclata à Londres à la fin du mois d'août de la même année. De là il entra en France. Paris fut infecté le 7 novembre

1853. La Belgique n'y échappa pas : le fléau éclata à Bruxelles le 13 septembre et quelques cas se déclarèrent à Gand à la fin de décembre.

L'année 1854 offrit de nombreuses victimes. Dès le mois de mars l'épidémie reparut dans les îles Britanniques et la France, et de là se propagea dans les pays voisins. A Londres, plus de cinq cents personnes succombèrent par jour.

La Hollande et la Belgique furent de nouveau aux prises avec le fléau; il ne parut à Gand qu'au mois d'août et y fit de terribles ravages.

Bientôt les départements méridionaux de la France furent également infectés, et de là l'épidémie se propagea à l'Italie, la Grèce, la Turquie ainsi qu'à l'Afrique. L'Amérique reçut également l'affreuse maladie qui fit de nombreuses victimes dans les Indes occidentales.

Les différentes épidémies dont on vient de suivre la marche, permettent de constater au moins ce fait : c'est que le Delta du Gange a été le foyer d'où se sont déversés ces terribles miasmes qui se sont répandus successivement sur l'Europe et le monde entier.

—

Les temps anciens nous offrent également des exemples de ces épidémies quoique moins fréquentes.

De 1348 à 1386, le choléra asiatique qui a ravagé l'Europe, était parti des contrées limitrophes de la Chine, et s'étendit successivement à la Russie, la Pologne, l'Allemagne, la France, l'Italie, la Sicile, les côtes d'Afrique, les îles de la Méditerranée et l'Espagne, en suivant le même itinéraire que de nos jours.

—

On ne saurait donc nier l'existence d'un miasme, suivant, généralement, le cours des fleuves, et même s'étendant au delà des mers. Le fléau apparaît tout à coup sur un point et disparait également brusquement. Quelquefois un côté d'une rue est frappé, l'autre restant intact, selon la direction du courant.

—

Nous allons maintenant dire un mot des différents traitements qui ont été essayés contre le fléau. On verra dans cet exposé les incohérences qui ont présidé à ces médications.

TRAITEMENTS INSTITUÉS DANS LES DIFFÉRENTES ÉPIDÉMIES CHOLÉRIQUES.

En France, une commission fut chargée d'aller étudier le fléau en Pologne (Sandras, Alibert, Bondard, Dalmas, etc.). Elle ne rapporta que des préceptes généraux d'hygiène et un traitement allopathique, par conséquent par les échauffants et les stimulants. Au chaud elle opposa le froid : *contraria contrariis.*

—

Dupuytren considérant le choléra comme une entérite folliculeuse, employa l'acétate de plomb à haute dose, avec une décoction de têtes de pavots. (*Gazette médicale*, 1832.)

—

Le docteur Poullain eut recours à la magnésie calcinée. (*Ibid.*)

Dieffenbach institua la transfusion du sang. — Trois expériences suivies de mort. (*Gaz. méd.*, 1832.)

—

Delpech eut recours à l'opium à petites doses, répétées de deux en deux heures, à une abstinence absolue, aux saignées et aux stimulants diffusibles. Il conseilla même les injections stimulantes dans les veines. (*Ibid.*)

—

Dans ses instructions, l'Académie de médecine de Paris recommanda les excitants, la glace, la saignée.

—

J. Guérin insista beaucoup sur l'ipéca et l'opium pour combattre la diarrhée prémonitoire.

—

Le docteur Ménard, sur la glace et les opiacés.

—

Hubenthal donnait une émulsion opiacée après la saignée; Gerickx, l'opium avec la potion de Rivière; Blûme, l'opium avec le tartre stibié ou bien avec le carbonate ou phosphate de soude; Biett, l'opium avec le musc; Levestamm, l'opium avec le musc; Rankin, l'opium en teinture : 100 gouttes à la fois, souvent répétées; Sachs, l'opium uni aux sels de quinquina; Eckstein, la teinture d'opium avec l'arnica, contre la diarrhée.

—

Serres, Wolowski, traitèrent le choléra comme Dupuytren : par le bismuth, le calomel, la saignée, selon sa forme inflammatoire ou asthénique.

Malgaigne proposa les moyens usités dans l'asphyxie.

—

Nous arrivons aux célèbres leçons publiques de Broussais. Il assura que par la méthode physiologique, il sauvait 5 malades sur 6, au commencement de l'épidémie, et, au déclin, 39 sur 40, tandis que les bulletins, signés par lui, constatèrent une perte de 10 sur 25 à la fin de l'épidémie et au commencement 77 sur 151. Preuve de la légèreté que ce grand théoricien apportait dans ses statistiques.

—

Baudelocque neveu employait, à l'hôpital des Enfants, le sulfate de soude en dilution : 1 once de sel sur une livre de liquide, en boisson. — Bonnet préconisa le même sel, mais après la saignée, et en faisant suivre son administration d'une potion excitante.

—

Le traitement qui a le mieux réussi à l'ile Maurice, consista en frictions avec de l'alcool à 18°-20°; et dans l'administration du sel de Glauber, à la dose de 2 drachmes, réitérée toutes les demi-heures ou heures, selon les vomissements.

—

Latta, se fondant sur les analyses chimiques, administrait les substances salines pour remédier aux pertes faites par le sang. Il donna d'abord une dissolution (espèce de serum artificiel) en lavement et par la bouche, et même l'injectait dans les veines. Il prétend avoir eu beaucoup de succès.

A Dublin, le docteur Despine fils employa la méthode du docteur Davier, consistant à faire prendre aux malades la préparation suivante : Carbonate de soude, 1/2 drachme; muriate de soude, 1 scrupule; chlorate de potasse, 6 grains. (*Gaz. méd.*, 1832.)

—

M. Bonnafoux, d'après l'idée que le choléra a de l'affinité avec la fièvre intermittente, le traita par la quinine en frictions et des sinapismes aux pieds. (*Arch. gén.*, 1832.)

—

Andral administra également la quinine en potion, avec l'acétate d'ammoniaque, l'éther et le camphre, aussi en lavement. (*Ibid.*)

—

Bréma prétendit avoir obtenu de très-bons résultats des antispasmodiques et des stimulants diffusibles; il employait une mixture composée de parties égales d'huile de cajeput, teinture de valériane éthérée et d'esprit de corne de cerf succiné. (*Ibid.*)

—

Fourquemin préconisa l'assa-fœtida. (*Gaz. médic.*, 1832.)

—

Le docteur Jankens eut recours à la strychnine, au 12e de graine pour une pilule, tous les quarts d'heure pendant la première heure, toutes les demi-heures pendant la seconde et la troisième heure, diminuant graduellement la dose, jusqu'à ce que les symptômes les plus violents eussent disparu. (*The Lond. med. and surg. Journ.*, 1833.)

—

Dans les hôpitaux de Prague, on employa la noix vomique à la dose de 1/2 grain à 1 grain, d'heure en heure dans les cas de choléra *exquisita* — on prétend avec succès. — (Wagner, *mid. pr. Alh. üb. die asiat. Chol.* Prag., 1834.) Recamier (*Arch. de méd. gén.*, 1832.)

—

Levicaire proposa l'ammoniaque et les alcalis. (*Arch. gén.*, 1832.) D'autres vantèrent l'ammoniaque et ses composés, surtout l'acétate : Magendie (*Arch. gén.*), Masuyer (*Id.*), de Kerckhove (Anvers), Mesking (Londres).

—

Martin Saint-Ange employa l'eau oxygénée. — Coster, les inspirations d'oxygène. — Lepage, l'inhalation du gaz de protoxyde d'azote. — R. Desuez, les vapeurs de chlore en inhalations. — Ampère et Martin Saint-Ange, l'acide chlorhydrique concentré et l'acide chlorhydrique sur la peau.

L'électricité et le galvanisme furent vantés par plusieurs auteurs : Bierkowki, Ingle, Tweedale (*Arch. gén. de méd.*, 1832); Fabré, Palaprat (*Lancette française*, fév. 1832).

—

Biett employa les douches de vapeur. — Marc, les douches sur le cœur pour faciliter la saignée. —

Recamier, les affusions froides. — Larrey, les frictions avec la glace et les moxas. — Currie (Londres), Casper (Berlin), exclusivement les affusions froides. (*Gaz. méd.*)

—

Jadelot, à l'hôpital des Enfants malades, à Paris, les frictions avec la glace, pendant 10 à 12 minutes; immédiatement après, on enveloppait les petits malades dans des couvertures chaudes, et si la réaction n'arrivait pas, on recommençait l'opération. — Ce même traitement a été institué à Vienne.

—

Dance préconisa la limonade, l'eau de Seltz et à la glace et de petits morceaux de glace dans la bouche. (*Arch. gén. méd.*, 1832.) — Un grand nombre de praticiens vantèrent l'eau froide à l'intérieur. — Salomon, de la glace sur l'épigastre et l'eau glacée en boisson, tous les quarts d'heure une cuillerée. — Pigeaux, les affusions froides. (*Gaz. méd.*, 1832.) — Muller, boire de l'eau froide en abondance et lavage du corps. (*Ibid.*) — Gilkrest et Peyron faisaient boire jusqu'à 30 à 40 livres d'eau en 24 heures.

—

Smeets et Doeveren préconisent le bain chaud avec 16 onces d'acide nitrique, et les affusions froides sur la tête. (*Gaz. méd.*)

—

Baumgaertner proposa le beurre glacé. Robert et Desavenieres l'huile d'olive à l'intérieur et à l'extérieur. (*Ibid.*)

Kungly indiqua comme remède l'ammoniaque, le protoxyde d'azote, l'hydrogène sulfuré, l'hydrogène carboné. — Il fit remarquer qu'à la voirie de Paris, il n'y a pas eu de cholérique ; — qu'il y en a eu fort peu parmi les vidangeurs à la Villette. (*Gaz. méd.*)

—

Kennedy et Hope préconisèrent l'acide nitreux à l'intérieur. (*Ibid.*)

—

Greenhow employa souvent l'acide sulfurique dans cette période du choléra où les évacuations prennent l'aspect de l'eau de riz. (*The. Edimb. med. and surg. Journ.*, 1833.)

—

Sanson prescrivait une potion opiacée avec du sulfate d'alumine et des lavements avec le même sel. (*Arch. gén.*)

—

Rohrer employa la teinture de ratanhia avec l'eau du laurier-cerise. — Dudon, l'eau du laurier-cerise en frictions sur le ventre.

—

Viardin et Halmagrand se louèrent de l'emploi de la belladone. (*Gaz. méd.*)

—

Biett administrait le charbon de bois à l'intérieur. Il croit en avoir obtenu de bons résultats contre la diarrhée. (*Arch. gén.*, 1832.)

—

Hope recommanda l'extrait aqueux de colombo.

(*Arch. gén.*, 1832.) Henderson, dans le but d'éloigner les principes âcres qui se trouvent dans l'intestin, prescrivait les purgatifs et particulièrement l'huile de ricin.

—

Kluyskens dit avoir mieux réussi avec les vomitifs et les excitants. (*Arch. gén.*, 1832.)

—

Biett et Guillemin vantèrent l'aloès, surtout le sirop d'aloès. (*Ibid.*)

—

L'extrait de coloquinte fut recommandé par Colmiak.

D'autres vantèrent les vomitifs : sulfate de zinc (Braun), ipéca (Knolz, Guérin), tartre stibié (Hierlænder) eau chaude en grande quantité (Bernstein).

D'autres eurent recours aux spiritueux : punch à l'alcool, vin chaud aromatisé (Magendie) ; eau-de-vie d'absinthe (Ribes père).

D'autres le café noir (Knolz).

—

Le guaco (*Eupatorium guaco*) fut vanté par Perreyra (*Gaz. méd.*, 1833), et M. François annonça que le guaco avait été administré à l'hôpital Saint-Louis, dans 100 cas de choléra, et que dans 4 de ces cas ce médicament avait déterminé une prompte réaction avec des sueurs abondantes. (*Arch. gén.*, 1832.)

—

Dance employait les ventouses sèches à la base de la poitrine. — Gerdy, les sinapismes sur les membres, les vésicatoires sur le rachis, des frictions avec le liniment ammoniacal. (*Arch. gén.*, 1832.) Andral, des frictions avec l'huile de cantharides, les vésicatoires sur l'épigastre pansés à l'acétate de morphine. (Chomel.)

Le traitement homœopathique fut vanté par le docteur Quin : sur 1,075 cholériques, il prétend avoir eu seulement 75 morts (!).

—

Les épidémies de 1830 et 1832 n'avaient rien appris aux médecins allopathes, puisque les épidémies de 1848-1849 virent renaître les mêmes traitements perturbateurs : qui par les purgatifs, qui par les vomitifs, qui par l'opium, qui par les stimulants diffusibles, qui par les fébrifuges, de sorte que les résultats furent les mêmes qu'avant, c'est-à-dire qu'au début de la maladie on perdait 75 à 80 p. c. des malades, et au déclin, 25 à 30 p. c.

Nul traitement, en effet, n'avait été méthodique ni coordonné.

—

Ici vient se placer le traitement que le baron Everard fit connaître en 1858, à l'Académie royale de médecine de Belgique, et que nous devons exposer avec détail, puisqu'il a été le point de départ de la méthode dosimétrique.

Ce traitement est celui que le docteur Mandt institua en 1853, à Saint-Pétersbourg, et qu'il avait nommé traitement *atomistique*.

—

Les médicaments étaient préparés par une trituration qui ne durait pas moins de deux heures, afin de les diviser en *atomes*.

On voit percer ici l'homœopathe. Mais ne chicanons pas Mandt sur ce point et disons : *molécules*.

Les médicaments que Mandt employait généralement étaient : les extraits alcooliques de noix vomique, de veratrum album, l'acide phosphorique, le camphre, le musc, l'arsenic, c'est-à-dire les substances également préconisées par Hahnemann, de sorte qu'à ce grand médecin eût appartenu la réforme de la thérapeutique si ses séides ne l'avaient lancé dans le champ infini des mythes.

—

En même temps que les moyens internes, Mandt employait les moyens externes.

—

Nous allons maintenant laisser la parole au docteur Everard pour dire ce qu'il a vu (un grand avantage en médecine) :

Le choléra étant constitué (inutile de rapporter ici les symptômes qui le caractérisent, le médecin les connaît), nous admettons le cas où le malade conserve encore un pouls perceptible, et où le corps n'est pas complétement froid. Dans cet état, le traitement est toujours le même : on administre une poudre composée d'extrait alcoolique de noix vomique, d'acide phosphorique : de chaque 1/50e de grain (0,001m) avec cinq grains de sucre de lait en poudre. Cette préparation est répétée selon la violence des vomissements ou des déjections alvines : ainsi toutes les 5, 15, 30 minutes. — Le médecin rapproche ou éloigne les prises du remède selon la nécessité.

—

En même temps on a eu soin de faire tremper un drap de lit

dans de l'eau froide salée; puis, après l'avoir fortement tordu, on en emmaillote le malade, afin de favoriser la réaction. Ordinairement le retour de la chaleur commence après quelques heures. Je l'ai vue survenir en moins de 24 minutes, avec la cessation des crampes.

Ce but atteint, reste à observer les conséquences de l'attaque sur la membrane gastro-intestinale, et même trachéale. Si après quelques heures l'état du cholérique s'aggrave, mais que le froid n'est pas encore universel, on alterne le remède précité avec le suivant :

Extrait alcoolique de noix vomique, de vératrum blanc : de chaque 1/50e de grain, sucre en poudre 5 grains. La chaleur revient ordinairement quand le traitement a été institué avec soin et promptitude. Si elle tarde à reparaître, on renouvelle le drap trempé dans l'eau salée. Entretemps, on applique un cataplasme de *carduus marix.*

Quand la maladie arrive à la troisième forme, soit d'emblée, soit successivement, par une aggravation de tous les symptômes, si l'oppression devient excessive, le pouls nul, la peau froide et cyanosée, alors le péril est imminent. — Il faut faire sur tout le corps des frictions avec de la glace et du sel en poudre. Aussitôt cette opération finie (et elle doit se faire avec force et vivement), le malade est enveloppé derechef dans le drap mouillé et, par-dessus, une couverture de laine; puis il est remis au lit. Au même moment, on donne alternativement le même remède et la préparation suivante :

Musc, extrait alcoolique de noix vomique 1/50e de grain, sucre de lait 5 grains. Ces poudres sont administrées à des intervalles plus rapprochés : toutes les 5, 6, 10, 15, 20 minutes.

Après quelques heures d'attente, si la peau ne reprend pas la moindre trace de chaleur, il faut répéter les frictions avec la glace et le sel. J'ai vu un cholérique où on a dû faire sept fois la même opération et qui a été sauvé.

Si le choléra est sec, foudroyant, apoplectique, avec ou sans paralysie, même traitement extérieur, et on donnera alternativement : 1o extrait de noix vomique, musc, de chaque

1/50e de grain; 2o camphre, 1/50e, sucre de lait 5 grains. Ces remèdes sont donnés comme il a été dit plus haut, toutes les 5, 10, 15 minutes, selon la violence des symptômes.

Le docteur Everard fait voir ensuite les précautions qu'exigent les malades au sortir de l'accès. Quelle que soit la forme grave à travers laquelle le cholérique a passé, le médecin observe attentivement la réaction, l'active ou la modère ; il supprime graduellement les doses de médicaments : d'abord il abandonne le musc, le camphre, le vératrum, l'acide phosphorique, et laisse la noix vomique seule. Les prises du remède sont rendues plus rares. Il ajoute parfois 1/50e de grain d'extrait d'aconit ou de bryone, suivant qu'il veut combattre un excès de réaction ou qu'il prévoit une apparence de retour d'un accès de choléra.

C'est surtout dans ce moment de transition que les soins les plus attentifs sont nécessaires. Aussitôt que la chaleur revient, il faut appliquer sur le ventre un cataplasme émollient avec 2 onces d'herbe d'aconit.

—

On conçoit qu'après une atteinte aussi profonde de la vitalité, l'imminence du typhus doit être grande. C'est encore là un danger que les malades ont à traverser, et ce n'est pas le moins grand.

« Tous les moyens les mieux dirigés, dit le docteur Everard, ne suffisent pas toujours pour conjurer le développement d'un état typhoïde, surtout quand la diarrhée a été le symptôme dominant. Aussitôt que la langue devient sèche et la tête confuse, douloureuse, avec un certain degré d'exaltation, de délire, on ajoute à la noix vomique 1/50e de grain d'extrait alcoolique de belladone, et même on donne ce dernier remède seul, suivant que les symptômes cérébraux sont plus marqués. Le médecin est seul juge s'il faut augmenter ou diminuer les prises du remède ; ordinairement il l'administre toutes les 2 ou 4 heures. Pour toute boisson, de l'eau pure et froide. Si le malade tombe dans un grand affaissement, l'extrait alcoolique du *rhus toxicodendrum* est donné toujours à dose atomistique. Si la maladie arrive au dernier degré du typhus, et que déjà on est en droit de supposer un commencement d'exsudation ou la formation prochaine d'un épanchement dans le cerveau, alors on a recours aux moyens suivants : Après avoir fait raser la tête, on y applique un linge fortement enduit avec un onguent d'acétate de zinc (2 gros sur 1 once d'axonge), puis la tête est recouverte d'un bonnet de soie cirée. »

—

Comme on le voit, la méthode atomistique a été la source, l'origine de la méthode dosimétrique. Ce n'est donc pas sans motifs que cette dernière appelle l'attention des médecins consciencieux. Qu'on compare les traitements allopathiques si compliqués et si incertains quant aux résultats, avec celui du docteur Mandt, si simple et on pourrait presque dire mathématique, et on verra qu'entre eux il n'y a pas à balancer. Au lieu de l'extrait alcoolique de noix vomique, mettez la strychnine, au lieu du vératrum, la vératrine, de l'aconit, l'aconitine, et la méthode dosimétrique est toute trouvée, avec ses doses proportionnelles et graduées, sans aucun trouble ou gêne pour le malade.

—

Frictions électriques. — Comme moyens externes de provoquer la réaction, nous avons eu recours aux frictions électriques, qui nous ont donné d'excellents résultats.

C'est à l'hôpital civil de Gand que ces expériences ont été faites, pendant l'épidémie de 1849. Voici le mode d'application :

Les malades, après avoir été dépouillés de leurs vêtements, étaient enveloppés dans une couverture de laine trempée dans une forte solution de sel marin et de sel ammoniaque, dans la proportion de deux parties du premier pour une du second. La tête et la main droite seuls laissées hors du maillot. Dans la main, après l'avoir bien séchée, on plaçait l'un des excitateurs de la machine d'induction marchant au moyen de deux piles de Bunsen. Avec l'autre excitateur on faisait des frictions et des attouchements sur diverses parties du corps, par-dessus la couverture, en ayant soin d'appuyer sur les points où l'on voulait produire l'excitation la plus forte : comme le sommet de la poitrine, la région du cœur, l'épigastre, les hypocondres, l'ombilic, les flancs, l'hypogastre, le rachis et successivement les extrémités supérieures et inférieures. De 5 en 5 minutes on suspendait les applications, afin de laisser reposer le malade. Par moments, on changeait les pôles quand leur action commençait à faiblir. La soif, ou plutôt la sécheresse de la bouche était calmée au moyen de petits morceaux de glace. Chaque opération était d'environ 15 minutes et était reprise de deux en deux heures. Quelquefois une seule opération suffisait. Les malades étaient maintenus dans le maillot jusqu'à ce que la réaction fût pleinement établie : pour les uns 6 heures, pour les autres davantage.

Puis on les enveloppait de vêtements chauds, et on les plaçait dans un lit frais, dans une salle bien chauffée et ventilée.

Quand la réaction était franche, on n'administrait aucun médicament interne. Dans le cas contraire, on avait recours au camphre et au musc, à la dose de 1/50e du second et 1/25e du premier.

Quand il y avait congestion cérébrale on appliquait des sinapismes et des ventouses.

—

Première expérience. — Choléra au premier degré. — Le malade avait été pris dans la matinée de diarrhée, mais déjà depuis quelques jours il éprouvait un malaise abdominal. Au moment où il fut mis en expérience, le choléra débutait : coliques, légères crampes, facies grippé, commencement de refroidissement, peau ayant perdu son élasticité, etc. Il fut immédiatement soumis aux frictions électriques. Il ne fallut que 15 à 20 minutes pour rappeler la chaleur. Le lendemain, la réaction était franche; les urines abondantes et claires, preuve que l'accès était passé. — Il n'y eut presque pas de nouvelle crise.

—

Deuxième expérience. — Choléra au deuxième degré. — Enfant de 12 ans, chétif. — Choléra existant de la veille, avec crampes et vomissements. — Commencement de cyanose, peau privée entièrement d'élasticité, veines sans résistance. Le petit malade est soumis à l'électricité. A en juger par ses cris et ses contorsions, la sensation a dû être fort vive et exigea de grandes précautions. On ne laissa l'excitateur, chaque fois, que pendant une demi-minute, avec des temps de repos de 4 à 5 minutes. L'excitateur porté sur les nerfs pneumogastriques, à leur entrée dans la poitrine, déterminait une respiration haletante, comme après une longue course; sur les muscles abdominaux, de profondes inspirations qui avaient pour effet de dégager les poumons déjà fortement engoués.

Sous l'influence des courants, les muscles des membres étaient entraînés dans des mouvements de flexion au point qu'on avait de la peine à les maintenir dans le maillot. — Cette agitation fut favorable à la réaction, puisqu'elle fut complète au bout d'une heure et demie. — Il n'y eut pas de congestion. — Le petit malade resta dans le maillot toute la nuit. Le lendemain on le couvrit de vêtements secs et on le mit dans un lit frais. Les urines ne tardèrent pas à couler avec un caractère nerveux. Mon excellent et honorable confrère, feu le docteur Vanoverloop, a vu le malade le lendemain, et n'a pu s'empêcher d'admirer une conva lescence aussi franche.

—

Troisième expérience. — Choléra au troisième degré. — Femme de 23 ans, ordinairement haute en couleur. — Nourrice. — Avait ressenti les premières atteintes du mal le matin même de son entrée à l'hôpital. — Algidité et cyanose déjà complètes. — Sang ne circulant plus dans les veines; voix éteinte, quelques crampes. — Enveloppement et frictions électriques. On fit agir les excitateurs, surtout sur le rachis et l'épigastre. — Vives cuissons. — Contraction des muscles fléchisseurs. — Respiration haletante, retour de la voix. Au bout d'une demi-heure, chaleur halitueuse de la peau, d'abord au cou et à la région du cœur, disparition des crampes. — Cette réaction ne fut pas franche, et la stase veineuse se maintint sur divers points, ainsi que l'asphyxie carbonique. La diarrhée reprit et la température s'abaissa de nouveau. — Sinapismes, frictions échauffantes, potion opiacée et éthérée. — Une sangsue à chaque narine. — Mort le troisième jour. — Autopsie : Viscères gorgés de sang noir. — Séreuses sèches, sans traces d'inflammation. — Vessie vide et contractée. — Sang gluant, ayant perdu sa composition globulaire. — Glandes de Peyer et de Brunner légèrement hypertrophiées.

Ces lésions sont de celles qu'on observe ordinairement dans le typhus grave.

Quatrième expérience. — Choléra au quatrième degré (choléra sec). — Jeune fille de 16 ans. — Sidération nerveuse complète. — Pouls nul, insensibilité complète. — L'électricité parvint à amener la chaleur, mais sans signe de respiration. — Mort.

Réflexions. — On voit par ces expériences que le choléra comprend quatre degrés, selon que les centres organiques ont été atteints ou non.

Dans le premier degré la circulation subsiste encore et on peut espérer une prompte réaction ; la peau n'a perdu, ni son élasticité, ni sa turgescence ; les veines ont conservé leur rénitence et on peut encore y refouler le sang. Si on voulait tenter des injections intraveineuses, ce serait ce moment qu'il faudrait choisir.

—

Dans le deuxième degré, tous les symptômes du degré précédent se sont aggravés : la sensibilité générale est conservée, et le sang a sa fluidité, ce dont on peut s'assurer en piquant une veine.

—

Dans le troisième degré, il y a cyanose et décomposition du sang, qui ne circule plus et est passé à l'état sirupeux. La sensibilité et la contractilité se manifestent encore par des crampes, des vomissements et des cris plaintifs. — Les déjections albumino-séreuses indiquent comme une expression de tous les liquides albumineux à travers les pores des tissus.

—

Dans le quatrième degré, il y a sidération complète, la circulation et la respiration ne se font plus qu'à l'état latent ; s'il fallait une comparaison pour caractériser cet état, nous dirions que c'est l'hibernation de certains animaux, plus la sidération nerveuse et les crampes. En effet, la vie est devenue latente, et l'on s'effraye de voir un être animé survivre en quelque sorte à lui-même. Ce cachet est propre au choléra seul.

—

Quand on réfléchit à la nature des symptômes du choléra, on ne peut s'empêcher d'y voir une asphyxie lente, avec décomposition du sang, ralentissement de la circulation, puis suppression et enfin mort. Or, que fait-on quand un individu a été tiré de l'eau, asphyxié? On le fait transporter dans une place chaude, bien ventilée, devant un bon feu de bois. Après l'avoir dépouillé de ses vêtements humides, on l'enveloppe de couvertures sous lesquelles on fait des frictions énergiques, sur les différentes régions, du cœur à la périphérie. En même temps, on stimule les muqueuses apparentes avec de l'ammoniaque. Quand la chaleur commence à revenir, et à mesure que le cœur reprend son action, il faut donner l'arséniate de strychnine et l'acide phosphorique : un granule de chaque, tous les quarts d'heure et successivement toutes les demi-heures. La strychnine dans ce cas agit comme l'électricité, sans exposer à des secousses dangereuses. Nous venons d'exposer comment il faut faire les frictions électriques. Avec la pile de Bunsen, ces applications sont très-faciles. Dans les hôpitaux, il faudrait des appareils pour distribuer le fluide excito-moteur — comme on fait pour les sonneries.

Courants chimiques. — C'est le docteur Burcq qui s'est occupé le premier de ces courants, dans le choléra. En 1850, il communiqua à l'Académie des sciences de Paris, une note relative à l'emploi des armatures métalliques dans le traitement des névroses. En 1853, il adressa à l'Académie de médecine un nouveau système d'armatures métalliques destiné à vulgariser le traitement électro-chimique. Ces armatures consistent dans des plaques de cuivre rouge, de cuivre jaune, d'acier d'Angleterre et d'acier d'Allemagne, disposées par couples, offrant alternativement, d'un côté, le cuivre rouge et le laiton, de l'autre, l'acier d'Angleterre et l'acier d'Allemagne — chaque petite plaque présentant en relief un dessin ou une légende pour indiquer les différents modes d'application et donner en même temps aux métaux une certaine rugosité qui en augmente l'action. — On peut à l'aide de ces quatre métaux, et même encore des deux cuivres et des deux aciers seulement, appliquer, sur une très-large surface, tant à l'état sec qu'à l'état humide, tantôt le cuivre rouge et le laiton, tantôt l'acier d'Angleterre et l'acier d'Allemagne, ou bien tous les quatre à la fois, en se servant d'une baignoire formée de parties égales de ces métaux.

D'autres appareils ont encore été imaginés, entre autres, la chaine hydro-électrique de Pulvermacher. — L'appareil volta-électrique de M. Duchêne, de Boulogne. — L'appareil magnético-électrique de MM. Breton frères. — Les pointes métalliques de Parkinson. — Les colliers d'ambre jaune de M. Gérard. — Le cataplasme voltaïque de M. Récamier. — La chaîne galvano-électrique de Goldberger. — Les tissus iodo-électriques de Meynier, et magnéto-électriques de Cabriol. Dans l'application de ces moyens, il faut se garder de tout charlatanisme ou spéculation.

De l'absorption chez les cholériques. — Nous croyons

devoir ajouter ici quelques considérations sur l'absorption chez les cholériques. Rappelons d'abord ce que Magendie disait, en 1832, dans ses *Leçons* sur le choléra.

« C'est dans l'estomac que nous introduisons les médicaments, et c'est dans l'intestin que nous injectons les lavements : il s'agit de savoir, d'après ce que nous connaissons de la circulation chez les cholériques, si l'absorption subsiste chez eux et par conséquent si les boissons et les remèdes sont introduits dans la circulation. — Il y a des raisons pour et des raisons contre. — Depuis longtemps on a constaté dans l'Inde, comme en Europe, que les doses les plus énormes d'opium ne font pas d'effet sur le cholérique, pendant les premiers temps de la maladie, mais provoquaient ensuite tous les symptômes de l'empoisonnement. D'après ce fait incontestable, il serait donc probable que pendant la période de froid il y a absence d'absorption dans l'estomac et l'intestin ; mais on peut encore supposer que pendant cette période la circulation étant diminuée, les médicaments n'ont pas sur le système nerveux leur effet ordinaire. Mais il ne suffit point de supposer, il faut expérimenter. Il est assez difficile de vérifier l'action de l'estomac sur les médicaments, car pendant la période de froid il y a des vomissements fréquents ; il n'en est pas ainsi pour les intestins : on peut y porter des médicaments et vérifier s'ils sont absorbés. J'ai fait des expériences sur ce point important qui intéresse la physiologie et la médecine pratique, car, s'il n'y a point d'absorption, il faut ne point forcer les doses, et donner les remèdes en proportions assorties à l'état de résistance de l'individu. Nous avons injecté chez des cholériques des substances qui, d'après les faits connus, doivent passer immédiatement dans la circulation, arriver aux poumons, sortir par la transpiration pulmonaire et se manifester au dehors par leur odeur. Nous avons choisi le camphre qui, d'ailleurs, commence par rétablir la circulation et la force contractile du cœur. Nous avons remarqué qu'à la vérité l'absorption intestinale ne se fait pas aussi rapidement que dans l'état ordinaire ; mais cependant elle se fait encore durant la période algide, alors que la circulation a cessé dans les membres et dans le foie. Nous avons reconnu dans la transpiration pulmonaire le camphre que nous avions injecté dans le gros intestin. L'absorption se fait donc pendant la période de froid, mais plus lentement, car un malade ordinaire auquel on donne un lavement de camphre, en exhale l'odeur par la transpiration au bout d'une minute, tandis qu'il faut cinq minutes et plus pour obtenir cet effet chez les cholériques. — L'effet est le même avec l'éther. »

Transfusions sanguines et médicamenteuses. — Ici encore nous devons citer Magendie.

« Voyant que chez les cholériques le sang est dépourvu de sérosité, j'imaginai d'injecter dans les veines du sérum artificiel. Je fis préparer un liquide aussi semblable que possible au sérum du sang, et dans plusieurs cas de choléra désespérés, lorsque l'individu n'avait plus que quelques instants à vivre, j'ai injecté dans les veines, à la température du corps : 30, 32° R. Une seule fois, sur une femme d'un âge avancé, déjà presque morte, nous obtînmes un résultat remarquable : après avoir introduit un litre de cette liqueur, je vis revenir la malade à elle. Ses yeux qui étaient desséchés et dans l'état cadavérique, redevinrent humides et presque brillants; ils laissèrent même échapper quelques larmes. Elle reprit la faculté de parler et se redresser sur son séant, à la grande surprise des assistants et à ma grande satisfaction. Mais ces bons effets ne durèrent que deux à trois heures; la malade retomba dans l'affaissement et mourut.

» Nous avons dans six autres cas fait des injections de ce genre, mais nous n'avons obtenu aucun effet. L'injection poussée, les veines se sont un peu gonflées, il y a eu une simple modification apparente dans les vaisseaux et la circulation, mais quant aux phénomènes de la maladie, nous n'avons obtenu ni bon ni mauvais effet; l'état des moribonds n'a pas été modifié. Voyant que les résultats étaient tels, je n'ai pas insisté. »

L'illustre expérimentateur du Collége de France a peut-être eu tort de ne pas insister, puisque dans la première expérience le résultat a été encourageant. Depuis, il a été constaté que la transfusion du sang ramène à la vie quand on se sert du sérum sanguin lui-même, c'est-à-dire avec ses globules blancs.

—

Voici, maintenant, ce que Magendie dit des injections médicamenteuses :

« Pour avoir la conscience en repos, je voulus tenter quelques médicaments ; savoir si je n'obtiendrais pas quelque avantage avec le camphre. — Sachant par expérience, qu'en boisson ou en lavement il serait sans effet, je voulus l'injecter dans le système veineux. Au moment d'ouvrir la veine, je m'aperçus que l'artère brachiale contenait du sang. — C'était sur une femme. — Je poussai dans les veines environ 6 onces d'une solution aqueuse et alcoolique.—La circulation est demeurée la même, et je n'ai pas aperçu de trace d'influence du médicament sur le système nerveux. Ce résultat est digne de remarque, car sur une personne en santé, un lavement contenant au delà de quelques grains de camphre produit des effets surprenants. J'ai vu un médecin qui en éprouvait un degré de légèreté extraordinaire : il lui semblait qu'il allait s'élancer dans l'espace. — Nous n'avons remarqué sur cette femme aucune action du chef du camphre. — Cette femme mourut le lendemain matin. »

—

Ce fait négatif prouve qu'il ne faut pas confondre l'absorption des médicaments avec leur action. La première est un fait tout physique, la seconde un fait vital : de là la conséquence qu'il faut avant tout agir sur la vitalité. C'est ainsi que la strychnine vient en aide à tous les médicaments antidiathésiques ; ainsi, veut-on modifier une chloro-anémie, on associe la strychnine au fer. Il en est de même dans les intoxications miasmatiques, où la strychnine associée à la quinine donne des résultats triples, quadruples, que si on donnait cette dernière seule.

—

Prix Bréant. — Nous terminons cet article sur le choléra par le rapport fait en 1854, par l'Académie de médecine de Paris, sur l'institution du prix Bréant — non que nous ayons la prétention de l'obtenir — il reviendrait de droit au docteur Mandt — mais pour faire voir dans quelle voie les médecins doivent marcher.

« Ce testament, dicté au milieu de l'épidémie cholérique de 1849, a été inspiré par une pensée hautement philanthropique, qui place le nom de Bréant à côté de ceux des autres bienfaiteurs de l'humanité, qui ont légué à l'Institut le soin de remplir leurs vœux.

» Le testateur a eu pour but d'appeler l'attention des savants et des médecins (depuis quand les médecins ne sont-ils plus des savants?) sur les maladies, sans contredit, les plus terribles qui affligent l'humanité. Néanmoins, et précisément à cause de l'importance de la mission qu'elle doit remplir, la section de médecine et de chirurgie eût désiré que feu M. Bréant, étranger aux connaissances médicales, eût évité d'insister sur certaines idées populaires qui forcent les compétiteurs à rester dans les termes de son testament, placent quelquefois la section sur un terrain où il devient plus difficile d'accomplir les excellentes intentions du testateur. Quoi qu'il en soit, l'esprit du testament comprend une idée principale, et une autre qui est accessoire. La première pensée est évidemment de donner un prix de 100,000 francs à la personne qui, comme l'indique le testament, aura trouvé le moyen de guérir du choléra asiatique ou qui aura découvert les causes de ce terrible fléau. Mais il est bien clair que par cette expression : *guérir du choléra asiatique*, le testateur n'entend pas désigner une méthode de traitement analogue à celle aujourd'hui mise en usage et qui compte pour elle une proportion plus ou moins notable de succès ; il veut qu'on trouve une médication d'une efficacité incontestable qui guérisse le choléra asiatique dans l'immense majorité des cas, d'une manière aussi sûre que le quinquina, par exemple, guérit la fièvre intermittente.

„ Relativement à la recherche des causes du choléra, si leur connaissance pouvait amener leur suppression ou conduire à une prophylaxie évidente, comme on en voit un exemple dans la vaccine pour la variole, le prix de 100,000 francs serait également mérité, et les vœux du testateur accomplis. Quant aux 5,000 francs représentant la rente de 100,000 francs, et destinés à récompenser les travaux qui auront fait avancer la question du choléra asiatique et des autres maladies épidémiques, en découvrant dans le milieu ambiant leurs causes, organiques ou autres, les termes par lesquels le testateur exprime sa pensée, prouvent de la manière la plus formelle qu'il veut ici attirer l'attention des savants et des médecins sur de nouvelles analyses de l'air spécialement entreprises pour la recherche des matières qui pourraient s'y rencontrer et qui seraient capables de jouer un rôle dans la production ou la propagation des matières épidémiques. Cette idée, du reste, n'est pas nouvelle, elle s'est manifestée par divers essais, qui indiquent la préoccupation où l'on a été à ce sujet, à différentes époques de la science.

„ En considérant à quel degré de précision a été poussée, dans ces derniers temps, la connaissance des éléments inorganiques de l'air, M. Bréant a pu penser, précisément à cause de la perfection des procédés physiques et chimiques, qu'on pouvait entreprendre aujourd'hui des recherches sur les principes organiques morbifiques contenus dans l'atmosphère, principes qu'il conviendrait toutefois de soumettre, beaucoup moins, à l'analyse chimique, que de chercher à les séparer, afin de pouvoir étudier leur action sur les êtres vivants. »

—

M. Bréant n'y a pas mis tant de science; homme de cœur, il a voulu seulement concourir au soulagement de ses semblables. L'honorable rapporteur doit savoir que la cause première des maladies épidémiques consiste dans un affaiblissement de la vitalité par des modifications souvent très-différentes les unes des autres. On a été à la recherche de parasites, comme si ces derniers étaient cause plutôt qu'effet. Que nous importe après tout ces infiniment petits, pourvu qu'on sache comment s'en garantir et s'en guérir? La quinine coupe la fièvre intermittente, peut-être parce qu'elle tue les parasites, mais à coup sûr parce qu'elle est excito-motrice et qu'elle relève la vitalité. Il en est de même de tous les alcaloïdes. Le rapporteur de l'Académie de médecine et de chirurgie a donc eu tort de neutraliser les bonnes intentions de feu M. Bréant, en imposant aux concurrents des conditions impossibles et qui ne feraient avancer en rien le traitement. Le docteur Mandt a été droit au but, c'est donc à lui qu'aurait dû revenir le prix. Nous ne parlerons pas en faveur de la dosimétrie, qui a l'honneur d'être au ban des corporations savantes; mais qui dit corporation, dit également coterie.

—

La question du parasitisme du choléra a été souvent agitée : ainsi, dès 1838, un médecin allemand, M. Bœhm, en étudiant les flocons albumineux nageant dans les déjections des cholériques, a cru y reconnaitre des champignons, qu'il considère toutefois, comme des produits de fermentation. M. Bœhm a été particulièrement guidé dans ses recherches microscopiques par la détermination des flocons dans lesquels il reconnait une véritable desquamation de l'épiderme. (*Die kranker Darmschleimhaut in der asiatischen Cholera*, Berlin, 1838.)

L'idée d'un champignon cholérique a été reprise par un médecin suisse, M. Chavannes, de Lausanne, qui a décrit les sporules du cryptogame comme de petits corps microscopiques, ronds ou ovales, quelquefois isolés, le plus souvent réunis bout-à-bout, formant des ramifications et même des touffes semblables à celles des cactus. Ces végétations se retrouvent, dit-il, non-seulement dans les matières vomies ou évacuées par les malades, mais dans l'estomac et dans tout le canal intestinal. Elles sont parfois si nombreuses dans le duodénum, qu'on ne peut placer sous le foyer du microscope une goutte de liquide recueilli dans cet intestin, sans les rencontrer au milieu des débris de l'épithélium. M. Chavannes dit que le thallus du champignon n'a point échappé à Bœhm, mais que ce dernier n'en a pas reconnu la valeur : il serait formé par ces flocons blanchâtres plus ou moins gros, qui surnagent dans les évacuations des cholériques. Il s'y trouvent toujours, et par cela même sont caractéristiques de la maladie, Sous le microscope, ils apparaissent comme des filaments entrelacés en forme de mailles, à moitié transparents, et assez élastiques pour reprendre leur forme primitive lorsqu'on les a comprimés entre deux verres.

—

Quant aux idées pathogéniques du médecin suisse, les voici :

« Les symptômes du choléra sont ceux que produisent certains champignons : c'est la même pesanteur à l'épigastre, suivie d'un sentiment de chaleur dans l'abdomen, d'évacuations abondantes par haut et par bas, une sécheresse de l'arrière-bouche, une soif ardente, la chute du pouls, une grande anxiété, une sueur gluante, les crampes, la teinte violacée du corps, qui précèdent une mort souvent prompte. Les lésions cadavériques offrent aussi beaucoup d'analogie dans les deux cas. Cette similitude des phénomènes morbides n'a pas échappé aux observateurs, parce que l'on retrouve dans plusieurs descriptions d'empoisonnements par les champignons vénéneux, cette phrase : « Il éprouva un véritable choléra-morbus ».

—

M. Chavannes signale chez certains animaux des épidémies extrêmement meurtrières uniquement dues au développement dans leur corps d'un champignon microscopique, telle que la maladie des vers à soie. Rien n'annonce d'abord en eux la présence de ce parasite, qui végète dans leur intérieur d'une manière latente. Pendant 6 ou 8 jours, ils paraissent parfaitement sains et vigoureux, puis, tout à coup, en quelques heures, ils périssent par milliers. Leurs cadavres prennent une couleur rougeâtre et durcissent. Ce champignon, c'est le *botrytis bossiana* ; la maladie, la trop célèbre *muscadine*.

—

On comprend la conclusion : puisque les symptômes du choléra sont les mêmes que ceux que produisent les champignons vénéneux, qu'un champignon microscopique se trouve en abondance dans le corps des personnes qui ont succombé à la maladie, qu'un champignon, enfin, produit chez les animaux des épidémies meurtrières, ne doit-on pas en conclure que le choléra asiatique est produit par la végétation d'un champignon microscopique, en un mot, que le choléra est la muscadine de l'homme ? Puis pour la marche géographique et la contagiosité du fléau : « Les sporules du champignon cholérique d'origine indienne, sont disséminées par les vents réguliers de l'est à l'ouest, et dans d'autres directions par les vents irréguliers ; elles se développent surtout dans la saison chaude, dans les lieux bas, humides, malpropres ; accumulées dans certaines habitations et même dans certaines rues, elles en feront disparaître tous les habitants. Enfin elles se jouent de tous les cordons sanitaires, puisqu'elles sont aussi bien répandues dans l'air qu'attachées aux corps qui se meuvent sur la terre et qui doivent certainement contribuer à leur dissémination.

—

Un médecin américain — le docteur Salisbury — a reconnu la présence d'infusoires dans les vapeurs qui se dégagent des terrains marécageux et qui, selon lui, produiraient la fièvre intermittente; or, on sait que le choléra et les fièvres pernicieuses sont frère et sœur.

Et ici encore, nous devons laisser parler le docteur Everard, dans sa relation d'une double épidémie de choléra et de fièvre pernicieuse qui sévissait à Saint-Pétersbourg au moment où il se trouvait dans cette capitale:

« A une assez petite distance de l'hôpital des cholériques était placé celui affecté aux maladies ordinaires. Le contingent fourni par les fièvres intermittentes était assez grand; aussi, pouvant passer avec facilité d'un malade atteint de choléra à celui qui souffrait d'un violent accès de fièvre intermittente, j'ai cherché et étudié les points de contact qui existent entre le début bien prononcé d'une fièvre et celui d'un cas de choléra.

» Que se passe-t-il dans un accès de fièvre intermittente qui commence? La peau devient froide, le pouls faiblit graduellement, il est à peine sensible, la figure s'altère, les yeux sont cernés, la voix est faible et tremblotante; si les frissons augmentent, la respiration devient anxieuse, une teinte pâle et bleuâtre se fait remarquer aux lèvres et aux mains — il y a des envies de vomir, même des vomissements. Supposez maintenant une aggravation forte et rapide de tous ces symptômes, vous aurez le fidèle tableau d'un choléra confirmé.

» Si l'accès dont je viens de rapporter quelques traits, a été plus violent, bien qu'il ne soit encore question que d'une fièvre intermittente, on voit souvent surgir quelque affection locale, surtout dans la muqueuse gastro-intestinale, et tous les symptômes secondaires qui en dépendent, tels que : congestion cérébrale et tendance au typhus. J'en ai vu un bien grand nombre d'exemples. C'était précisément le point caractéristique de l'épidémie meurtrière qui a ravagé la ville de Grœningen, en 1826. Ce point a été observé tout particulièrement au grand hôpital de *Crasno-Célo:* les malades atteints de fièvre intermittente avec diarrhée bien prononcée, montraient de la tendance à une fièvre typhoïde, comme nous l'avons vu chez les cholériques. Quel remarquable rapprochement à faire entre les deux ordres de maladies! Le choléra diffère par sa grande impétuosité et par la durée infinie du froid : les principaux organes de la vie en sont si fortement éprouvés que la réaction est nécessairement lente et difficile, et qu'un deuxième accès est presque impossible. Cependant si on prête une grande attention au lit du cholérique, on voit manifestement des efforts douloureux, des retours de crampes et des vomissements se montrer dans des intervalles plus ou moins réguliers de repos et de calme. Cette observation est de la plus haute importance, et tous les médecins auxquels je l'ai faite, n'ont pas tardé à s'en convaincre et à reconnaître dans ces phénomènes le génie intermittent. »

—

Un fait important a été signalé aux approches du choléra, en Europe : dès 1826, un génie intermittent se répandit dans nos contrées; la plupart des affections prirent ce type, même celles qui jusque-là avaient présenté un caractère inflammatoire.

—

Ce fut également vers ce temps que commença la réaction contre le système de Broussais. Pour des esprits superficiels, ce fut une opposition purement personnelle ; mais les hommes habitués à aller au fond des choses, y virent la nécessité de satisfaire aux exigences d'une constitution médicale nouvelle.

—

Juste retour des choses ici-bas! Broussais avait poursuivi de ses sarcasmes brûlants des noms que l'humanité a enregistrés à juste titre dans ses fastes : à son tour, il devint l'objet des critiques les plus acerbes. Tout, jusqu'à sa bonne foi fut suspecté! Mais à ce titre, il faudrait douter de la médecine elle-même. Quoi! cette science divine ne serait qu'un art purement divinatoire; les travaux de nos prédécesseurs ne seraient que des tâtonnements, auxquels nous autres, plus clairvoyants, nous devrions nous soustraire! Mais ce qu'il y a d'immuable dans notre science, c'est l'observation de la nature; cette observation profonde qui rend les écrits d'Hippocrate aussi jeunes que s'ils venaient seulement de sortir de la presse; cette observation qui fait, qu'aujourd'hui encore, les vérités énoncées par ce grand génie sont encore debout.

—

Évidemment il n'y a de changeant et de mobile que les constitutions médicales. Les conditions atmosphériques, celles des corps vivants eux-mêmes, ne sont et ne sauraient être constamment les mêmes. Les influences internes et externes, tout est sujet à des oscillations continuelles. Il se fait à cet égard au dedans et au dehors de nous, des modifications dont nous ne nous apercevons qu'à la longue.

—

Qui dira que les conditions magnétiques du globe, les émanations telluriques, les conditions physiques et chimiques de l'atmosphère ne changent pas à chaque instant? Les races vivantes opposent-elles invariablement la même résistance au milieu ambiant? La vie, par son exercice prolongé, ne tend-elle pas à s'appauvrir? N'est-ce pas là une des principales causes de ce débordement de maladies sur les règnes végétal et animal? Notre civilisation même n'y contribue-t-elle pas pour une large part?

—

Le médecin qui voudrait appliquer des principes stricts s'exposerait donc à des mécomptes. Il est rare, aujourd'hui, de rencontrer des inflammations tellement franches que la saignée seule puisse les juguler ; presque toujours il faut recourir aux névrosiques, le système nerveux ayant, en quelque sorte, hérité du système circulatoire.

—

Autrefois, on voyait davantage des lèpres, des ichthyoses, maladies dues à un régime sec et échauffant ; aujourd'hui nos maladies ont revêtu un caractère humide : c'est le lymphatisme dans toute son expression, qui est venu s'entér sur nos constitutions affaiblies. Les maladies dénotent donc un caractère de mollesse ou un défaut de résistance des tissus vivants. Ici encore les antiphlogistiques ont dû céder la place aux névrodyniques et aux stimulants.

—

Cette remarque ne doit pas être perdue de vue dans l'appréciation des épidémies, qui donnent, en quelque sorte, la mesure du degré de résistance des corps vivants. Pour en revenir au choléra, nous disons donc qu'un génie intermittent a précédé son invasion en Europe ; et il ne faut pas douter qu'il n'y ait contribué.

De cette conclusion à celle du traitement, il n'y a qu'un pas, que le médecin franchira d'autant plus facilement, qu'il se pénétrera davantage de la vérité du principe.

FIÈVRES CHAUDES.

a. Fièvre jaune ou vomito-negro.

Cette fièvre — comme on sait — est propre aux régions tropicales, dont elle a toutes les ardeurs, mais aussi tous les énervements. On l'a encore nommée : *Fièvre pestilentielle — Mal de Siam — Caussus — Vomissement noir — Typhus ictérode — Typhus amaril — Typhus des tropiques — Fièvre adéno-nerveuse — Fièvre gastrique ataxo-adynamique* — désignations qui indiquent sa nature essentiellement putride ou ataxo adynamique.

—

Elle règne dans les pays chauds — jamais en deçà du 24e degré de latitude. Il n'y a donc pas d'exemple qu'elle se soit développée dans nos régions tempérées puisqu'elle exige deux conditions : un foyer d'infection au bord de la mer et une haute température.

—

La nature de l'agent qui la produit n'est pas plus connue que celle des autres miasmes, et, à cet égard, on ne saurait partager l'opinion de M. L. Figuier, quand il dit :

« Pour exprimer toute notre pensée sur cette grave question de la nature des miasmes palustres, nous dirons que la véritable explication de ce phénomène, tant discuté, nous paraît avoir été fournie par les chimistes. C'est bien probablement à la présence de gaz toxiques, accidentellement produits au sein des marais, qu'il doit son néfaste privilége. La question ne comporte plus des doutes pour les marécages salés (1) : il a été prouvé, à bien des reprises, que l'air des marécages situés vers le littoral de la mer, est vicié par la présence de l'hydrogène sulfuré. On a parfaitement expliqué la provenance de ce gaz délétère, par la décomposition des sulfates contenus dans l'eau de mer; cette décomposition est opérée par les plantes sur un sol alternativement inondé et découvert. Par l'action des matières organiques, c'est-à-dire par l'hydrogène des plantes, ces sulfates sont transformés en sulfures, et, consécutivement, grâce à l'acide carbonique de l'air qui décompose les sulfures, en hydrogène sulfureux gazeux. Cette production d'hydrogène sulfuré, dans certaines saisons, est la cause positive de l'insalubrité de l'air des régions marécageuses sur notre littoral méditerranéen, comme sur plusieurs côtes de l'Afrique, et en général aux embouchures de tous les grands fleuves qui entraînent de vastes amas de plantes et de matières organiques. »

Nous ferons ici une simple réflexion : tous les gaz chimiques peuvent être respirés impunément, dans certaines proportions : ainsi nous avons déjà fait remarquer que les vidangeurs, les équarisseurs, les

(1) M. Figuier confond les marais salés avec les marais salants, c'est-à-dire où l'eau de la mer n'arrive qu'accidentellement et qui sont ainsi la source d'émanations, qui loin d'être dues à l'eau de mer, sont au contraire neutralisées par cette dernière.

corroyeurs ont été indemnes du choléra. Dans les campagnes, les amas de fumiers devant les demeures donnent rarement lieu à des maladies épidémiques.

—

Pour qu'il y ait contagion, il faut une prolifération, c'est-à-dire des germes susceptibles de se multiplier à l'infini et d'être transportés à de grandes distances. Admettre la diffusion infinitésimale des gaz chimiques, ce serait tomber dans les absurdités de l'hahnémanisme.

—

Ceci dit, venons-en à la fièvre jaune. Voici la marche de la maladie quand elle est abandonnée à elle-même. Souvent l'invasion est précédée de malaise général, d'un état de prostration, de soubresauts ou tremblement des membres. D'autres fois la maladie débute tout à coup par des alternatives de frisson et de chaleur sèche, de la céphalalgie, l'injection des yeux et de la face. La langue, d'abord rouge et sèche, surtout sur les bords et à la pointe, se couvre d'un enduit jaunâtre, puis, d'une couleur plus brune; la déglutition est difficile, l'épigastre tendu et rénitent. Il survient des vomissements opiniâtres, des coliques, de selles liquides et fétides.

—

Ces symptômes, qui durent de un à cinq jours, et qui, jusque-là, indiquent une irritation gastro-entéro-encéphalo-ataxo-adynamique, forment la première période de la maladie. Mais bientôt la langue se couvre d'un limon plus épais, plus noir, plus sec, les vomissements deviennent plus fréquents : d'abord bilieux, puis noirs, et mêlés de sinuosités d'une odeur particulière ou même de sang décomposé. L'épigastre et les reins sont le siége de douleurs atroces, l'estomac ne supporte aucune boisson ; les selles, plus fréquentes et plus copieuses, sont jaunes-verdâtres, sanguinolentes, ou semblables aux matières noires rejetées par les vomissements. C'est dans cette période de la maladie que la jaunisse se développe.

—

La rupture et la coloration en noir de la piqûre des saignées, et la formation d'un cercle livide autour de vésicatoires annoncent une mort imminente. Si le malade ne succombe pas encore, les vomissements se rapprochent davantage, les selles deviennent involontaires, un sang noirâtre et décomposé s'échappe de toutes les muqueuses, l'urine est supprimée ; il y a une prostration complète, des pétéchies, des vergetures, des phlyctènes gangréneuses, quelquefois des bubons et des anthrax.

—

La durée de la fièvre jaune est de quatre à huit jours, et quelquefois moindre. Son effet est le plus souvent funeste.

—

Venons-en maintenant au traitement. En médecine allopathique, on procède par des saignées et les stimulants, de là, l'énorme mortalité de la maladie, dont la nature ataxo-adynamique est ainsi méconnue. Qu'il y ait intoxication, pas de doute : il faut donc commencer par le lavage de toute la muqueuse gastro-intestinale au moyen du sel Chanteaud, en même temps qu'on dérivera sur les membres inférieurs au moyen de sinapismes. Quant aux moyens internes, ils consisteront, pour la *dominante*, dans l'administration de l'arséniate de strychnine, de l'aconitine et de la vératrine : de chaque 1 granule tous les quarts d'heure ou toutes les demi-heures, et, comme *variante*, l'hyosciamine et la digitaline contre les douleurs épigastriques et lombaires : 1 granule de chaque (ensemble), conjointement avec les premiers moyens ou en alternant. Dès que la fièvre devient rémittente, on aura recours à l'arséniate ou à l'hydro-ferro-cyanate de quinine. Le sel Chanteaud sera continué tant que la langue reste chargée. Si les déjections sont sanguinolentes on donnera des boissons acidulées avec le jus de limon et du sucre, surtout on évitera les astringents minéraux. Enfin, dans la période de convalescence, on aura recours aux toniques.

—

Sans en avoir l'expérience personnelle, nous sommes persuadé de l'efficacité de ce traitement, parce qu'il est logique et répond à la nature de la maladie. Depuis que nous l'avons fait connaître dans le *Répertoire de Thérapeutique dosimétrique*, un grand nombre de médecins, tant au Brésil qu'aux Antilles, nous ont écrit les bons résultats qu'ils en ont obtenus.

b) Peste orientale.

Cette fièvre est endémique dans le Levant; souvent épidémique, et enlève plus des deux tiers des individus qu'elle atteint.

Desgenettes, qui a observé cette fièvre sur les lieux, distingue trois degrés. — 1er *degré* : fièvre légère, sans délire ni bubons. Presque tous les malades guérissent promptement et facilement. — 2e *degré* : fièvre, délire, bubons aux aines et aux aisselles, plus rarement à l'angle des mâchoires. Le délire s'apaise vers le cinquième jour et se termine, ainsi que la fièvre, vers le septième. Plusieurs malades guérissent. — 3e *degré* : fièvre et délire considérables, bubons, charbons ou pétéchies, soit simultanément, soit isolément. Des anthrax ont leur siége dans les parties charnues, non recouvertes de poils, telles que les joues, le cou, la poitrine, le dos et les membres. Les symptômes fébriles sont ceux des fièvres ataxiques, mais plus intenses. Rémission ou mort du troisième au sixième jour. Très-peu de malades échappent dans cette période de la maladie.

Le traitement de la peste doit consister dans le lavage intestinal avec le sel Chanteaud, dans l'administration de l'arséniate de strychnine, de la vératrine, de l'aconitine : 1 granule de chaque tous les quarts d'heure jusqu'à ce que la fièvre tombe ou qu'il y ait rémission. On passe alors à l'arséniate ou à l'hydro-ferro-cyanate de quinine.

Les bubons et anthrax seront pansés à l'huile phéniquée après avoir été incisés, afin de donner issue à la matière ichoreuse.

Il faut avoir soin de ne pas atteindre les vaisseaux profonds. L'hémorrhagie sera arrêtée au moyen de la compression ou, au besoin, du perchlorure de fer.

---

c) *Fièvres exanthématiques.*

ROUGEOLE. — VARIOLE. — SCARLATINE.

La forme de ces éruptions est trop connue pour que nous nous y arrêtions ici. Nous n'avons donc à nous occuper que de la fièvre elle-même. Celle-ci est plus ou moins bénigne ou maligne, selon l'intensité de l'intoxication, et non l'abondance de l'éruption. Ainsi dans la fièvre variolique, il y a ce que le célèbre Boerhaave nommait *Variolæ sine variolis* — et où le danger est bien plus grand que lorsque l'éruption se fait normalement.

Dans ces fièvres, il y a toujours une grande prostration, surtout au début; il faut donc relever la vitalité par l'arséniate de quinine, et diminuer l'intensité du calorique animal par l'aconitine et la vératrine. Ces trois alcaloïdes se donneront simultanément ou fait à fait des accidents fébriles. On aura soin de procéder au lavage intestinal par le sel Chanteaud. — La céphalalgie, la rachialgie et les maux de reins seront calmés par la caféine (arséniate) et la digitaline.

—

Quant aux complications vers la tête, la poitrine, l'abdomen, on les combattra par l'hyosciamine s'il y a spasme, la morphine en cas de douleur ou d'insomnie. Les congestions locales seront levées par les ventouses, les rubéfiants, les liniments collodionnés, etc. Il est extrêmement rare que les émissions sanguines soient indiquées.

—

Dans la fièvre secondaire, de suppuration ou d'élimination, on soutiendra les forces du malade par l'arséniate de caféine, qui est un médicament compensateur. S'il y a fièvre erratique, on aura recours à l'arséniate ou à l'hydro-ferro-cyanate de quinine. Les malades doivent être tenus dans une température constante, entre 17 et 20° c. C'est une profonde erreur de les soumettre à une chaleur excessive sous prétexte de favoriser l'éruption.

---

d) *Fièvre septicémique.*

Cette fièvre est due à la résorption de l'ichor putride des plaies et des foyers purulents. On l'a d'abord nommée *fièvre pyoémique* pensant que c'était la présence du pus dans le sang qui en est cause. Les anciens avaient même admis la métastase purulente pour expliquer les abcès ou collections qui se forment dans les tissus et les cavités, soit splanchniques, soit articulaires. Mais il a été démontré que du pus injecté dans les veines produit des désordres purement mécaniques, tels que des embolies, qui, à leur tour, peuvent donner lieu aux abcès multiples. Ces abcès dénotent, en effet, un travail phlegmasique local, tout à fait indépendant de la fièvre septicémique, puisqu'on les observe quelquefois en dehors de toute fièvre, et que celle-ci, en tout cas, est une fièvre de suppuration.

—

La fièvre septicémique se déclare par un violent frisson, auquel succède la réaction, avec une chaleur mordicante à 40-41° c. et un pouls à 120, faible et dépressible. La peau se couvre d'une sueur gluante, la face se grippe et prend une teinte ictérode — qu'il ne faut pas confondre avec l'ictère, mais qui est due au sang décomposé.

—

Le malade présente des douleurs souvent très-vives dans les articulations et les muscles, et, à l'autopsie, on y constate des abcès. — D'autres fois, ce sont les poumons qui s'entreprennent avec tous les symptômes de la pneumonie latente. Plus rarement, c'est la tête, à moins d'un délire violent.

—

Ce qui caractérise la fièvre septicémique, ce sont les redoublements — avec frisson — sans qu'il y ait apyrexie, car le malade continue à brûler avec une chaleur mordicante de 40-41° c. et un pouls à 120, 140; aussi amaigrit-il à vue d'œil, au point de tomber dans la consomption. La diarrhée qui se déclare alors est fétide, grisâtre, et indique une altération profonde des glandes intestinales. — Si on ne vient en aide au malade, il succombe au bout du septième ou huitième jour. L'agonie est toujours précédée de délire; en même temps, il y a carpologie ou soubresauts de tendons. Sur la fin, la transpiration s'arrête et le corps semble se momifier. Ce n'est plus, en effet, qu'un cadavre vivant.

—

D'après ce que nous venons de dire, la septicémie est due à un empoisonnement par l'ichor putride; en effet, c'est dans les plaies de mauvais caractère que cette fièvre se déclare.

—

La putridité ne doit pas s'entendre de l'altération du pus par la chaleur humide, mais d'une sécrétion anormale ou formation d'un virus spécial, présentant au microscope une foule de corpuscules animés ou microzymes. Ce sont là les germes ou moyens de transmission de la maladie. Aussi celle-ci a-t-elle disparu de partout où l'on emploie la méthode désinfectante de Lister. — Nous devons donc décrire ici cette méthode dans tous ses détails.

—

Pansements désinfectants de Lister. — Un fait

reconnu aujourd'hui, c'est qu'il existe dans le sang, comme dans les liquides exhalés ou sécrétés, des leucocythes qui jouent un grand rôle dans la production des phénomènes morbides : c'est-à-dire que dans l'état physiologique, leur présence dans nos humeurs ne donne lieu à aucun désordre, ni fonctionnel, ni organique, mais que dès que ces corpuscules sont soustraits à l'action antiléthifère de la vie, ils deviennent la source de grands dangers. C'est ainsi que Bichat a pu dire : « La vie, c'est l'ensemble des phénomènes qui constituent la résistance à la mort. »

—

Il y a entre les microzymes et les corps purement chimiques, cette différence que ces derniers tendent à se décomposer ou plutôt à entrer dans de nouvelles combinaisons, tandis que les premiers se conservent dans leur activité propre, tant qu'ils sont vivants. Or, certains corps, tels que l'acide phénique, le brôme, le chlore, tuent instantanément les microzymes, comme on peut s'en assurer au microscope.

—

De là, le premier précepte de Lister : de ne jamais pratiquer d'opérations ou panser une plaie, sans soumettre les parties mises à nu à une atmosphère phéniquée. On se sert pour cela de pulvérisateurs, soit à la main, soit à la lampe à esprit-de-vin.

—

Ce premier soin est tout à fait indispensable. On

l'a traité de superfluité; mais en chirurgie, il n'y a rien de superflu qui concourt au but.

—

Avant de procéder au pansement il faut avoir soin de bien déterger la plaie, afin qu'elle ne recèle rien d'organique. On se sert pour cela de fines éponges trempées dans de l'eau phéniquée, dans la proportion de 2 1/2 p. c.

—

Il faut avoir soin également que le sang soit complétement arrêté. Pour cela, on lie jusqu'aux moindres vaisseaux, et l'on arrête les suintements par une solution styptique (alun, vinaigre) et même le chlorure de zinc, pour peu que la plaie présente des points blafards ou diphthéritiques — car c'est là que se tiennent les microzymes.

—

Toutes ces précautions ayant été prises, on procède à la fermeture de la plaie, fermeture qui doit *toujours* être *directe, hermétique,* pour les lèvres externes. Pour cela, on se sert de sutures métalliques, qu'on rapproche le plus possible.

Quant au fond de la plaie, si on ne peut en obtenir la réunion par première intention (comme dans un moignon d'amputation, par exemple), on y place un drain en caoutchouc vulcanisé, qui permet de faire des injections détersives sans déranger le rapport des parties, les bouts du drain étant laissés au dehors aux angles opposés de la plaie.

La ligne de couture est ensuite recouverte d'un fin taffetas, afin de la protéger de tout contact extérieur, et que Lister a nommé, pour ce motif, *protective*. Puis on recouvre la plaie ou le moignon de gâteaux de lint trempés dans de l'huile de lin phéniquée (dans la proportion de 2 1/2 p. c.). L'acide phénique doit être parfaitement neutre; c'est là une condition *sine quâ non* de succès.

—

Toute la partie est enveloppée ensuite d'une couche d'ouate préparée à l'acide salicylique, et recouverte d'un taffetas gommé, afin d'empêcher l'évaporation et d'entretenir une température constante. Enfin, on assujettit le pansement au moyen de bandes en mousseline qui ont l'avantage d'une coaptation plus parfaite et de ne pas étrangler le membre comme le font les bandes en coton ou en toile.

—

Indépendamment de ce pansement huileux — qui est nécessaire quand il y a gonflement ou tension — on a le pansement sec, lequel se fait au moyen d'une mousseline préparée à la paraffine et à l'acide phénique. Ce pansement peut rester en place jusqu'à ce qu'il soit imprégné.

—

Règle générale, les pansements désinfectants ne doivent être renouvelés que tous les deux jours. Le premier pansement peut même être maintenu pendant quatre et cinq jours.

Depuis que la méthode de Lister a été introduite dans le service chirurgical de l'hôpital civil de Gand — c'est-à-dire depuis près de dix ans — les septicémies qui y étaient autrefois la règle — puisque sur vingt opérés on en perdait au moins les deux tiers — sont devenues l'exception, au point qu'on ne sait plus ce que c'est que perdre un opéré.

—

Ainsi, voilà ce qui est bien entendu : il n'y a pas de septicémie dès que l'on empêche la formation de l'ichor — et celui-ci ne consiste pas dans les gaz ammoniacaux et sulfurés — qui ont au contraire l'avantage d'arrêter la décomposition putride, ainsi que le prouvent les pansements au plomb — mais dans la présence d'organites ou microzymes, jouant le rôle de ferment, ainsi que M. Davaine et, après lui, M. Pasteur et Béchamp l'ont prouvé.

—

Le pus n'est pour rien dans la production de ce qu'on a nommé à tort, la *pyoémie*. C'est au contraire un liquide onctueux, parfaitement neutre et servant à protéger les parties dénudées. C'est de la même manière que les chiens guérissent leurs plaies en les léchant. Il n'est donc pas logique d'enlever chaque matin cet enduit protecteur.

—

C'est parce que la suppuration disparaît dès que la septicémie se déclare, que les anciens ont cru à une métastase purulente — comme ils avaient admis leur métastase lactée dans la *phlegmatia alba dolens* et la fièvre lochiale ou puerpérale, qui est également une septicémie. En effet, celle-ci se produit quand la surface intérieure de l'utérus a été froissée, blessée, comme il arrive dans les accouchements laborieux. Le premier écoulement est séro-purulent, d'une odeur fade, mais bientôt, il devient fétide, ichoreux, et tous les symptômes de la septicémie se déclarent.

—

Nous ne contestons pas qu'il y ait métro-péritonite, puisqu'il y a lésion matérielle, mais ce n'est pas là ce qui emporte les femmes, comme le démontrent les métro-péritonites ordinaires.

La conséquence de ce que nous venons de dire, c'est qu'il faut entretenir, sur et autour de la nouvelle accouchée, la plus grande propreté, et faire de fréquents lavages ou injections avec une solution composée de chloral et de borax.

On sait que le chloral au contact d'un alcali se transforme en chloroforme ; cette injection est donc, à la fois, détersive et calmante. Aussi les effets sont-ils instantanés, toute mauvaise odeur disparaissant et la femme retrouvant son calme.

—

Mais ces soins externes, tout efficaces qu'ils soient, ne suffisent point ; il faut en même temps agir sur la vitalité et empêcher qu'elle ne se déprime, car plus la faiblesse est grande, plus la fièvre est prompte à naître. Nous devons donc parler ici des moyens internes.

DE LA MÉTHODE DÉFERVESCENTE.

A la suite de toute opération ou plaie un peu importante, il y a une réaction fébrile, qu'on a désignée sous le nom de *traumatisme;* mais celui-ci, circonscrit dans ses limites normales, ne constitue pas, à vrai dire, une fièvre. Il y a accélération du pouls, mais sans dépression; augmentation de chaleur, mais sans sécheresse; les sécrétions sont diminuées, mais non suspendues; la figure est rouge, mais non grippée; le malade éprouve un état de rafraîchissement, de bien-être plutôt que de malaise ou de souffrance.

—

Mais le traumatisme devient fièvre dès que l'opposé de ce que nous venons de dire a lieu; c'est-à-dire que la chaleur devient mordicante et s'élève graduellement à 40, 41° c. et montre des oscillations, comme le baromètre en temps d'orage. C'est qu'en effet un orage organique se prépare, que le médecin — en prudent nautonnier — doit prévenir. Sous ce rapport on peut lui reprocher, le plus souvent, son inactivité. Ils fait de l'expectation, c'est-à-dire qu'il attend qu'il ne soit plus temps!

Ainsi ne faisait pas M. Chassaignac quand il instituait ce qu'il a nommé *l'entraînement chirurgical.* C'est-à-dire qu'il préparait ses malades à l'opération en les soumettant, quelques jours avant, à un traitement par l'alcoolature d'aconit.

Ainsi ne faisait pas également feu le docteur Hélot, médecin en chef de l'hospice de la Maternité, à Rouen, quand il donnait l'aconit, chaque fois qu'il prévoyait un accouchement laborieux.

—

Les résultats de ce traitement préventif ont prouvé que ces grands praticiens ne se sont pas trompés.

—

Nous pouvons citer, à notre tour, notre service à l'hôpital civil de Gand, où depuis que la méthode défervescente a été mise en usage, il n'y a presque plus de mortalité. Cette méthode consiste à donner, dès le début, l'arséniate ou le sulfate de strychnine, et, dès que la fièvre s'élève, l'aconitine et la vératrine.

—

Ces alcaloïdes étant excito-moteurs, ils ont pour effet de maintenir l'équilibre fonctionnel, car ce serait se tromper gravement que de voir dans la fièvre une sthénie, tandis qu'en réalité, c'est une asthénie.

—

Tant que la fièvre est *continente* (comme disaient les anciens), c'est-à-dire qu'elle conserve le même degré d'intensité, sans rémission sensible, on continue à donner la strychnine, l'aconitine, la vératrine : tous les quarts d'heure ou toutes les demi-heures 1 granule (ensemble). En même temps, on surveille les cavités splanchniques, afin d'y porter la révulsion à la moindre menace de congestion ou d'inflammation; au besoin, on applique des ventouses scarifiées ; — mais la défervescence une fois obtenue, on la soutient par l'hydro-ferro-cyanate ou l'arséniate de quinine : 2 granules toutes les demi-heures, sans attendre l'apyrexie, qui, en réalité, ne peut encore exister.

—

S'il y a redoublements, avec frissons, on augmente graduellement la quinine, non à doses massives, comme on fait en allopathie, mais à doses fractionnées et rapprochées, selon l'urgence du cas. Souvent il est nécessaire de revenir à la strychnine (arséniate), afin de soutenir la vitalité.

S'il y a des symptômes de délire ou de spasme, on donne la morphine ou l'hyosciamine. La digitaline est très-avantageuse quand il y a délire nerveux.

FIÈVRE INFLAMMATOIRE.

C'est la fièvre qui accompagne les inflammations, en dehors de toute intoxication ; aussi ce qui caractérise cette fièvre, c'est qu'elle n'est pas accompagnée de cette dépression vitale qui interdit l'emploi de la saignée. La saignée est, au contraire, ici, un grand moyen de résolution (sans tomber dans les exagérations des grands saigneurs, tels que Bouillaud, qui instituait les saignées coup sur coup).

—

Disons cependant, à la décharge de ce grand praticien, qu'il ne saignait jamais au delà de la première période de la maladie, c'est-à-dire avant que des lésions organiques existassent, et que, bien souvent, il prévenait ainsi. C'est donc : *Saignées préventives* qu'il eût fallu les nommer.

—

Avant d'aller plus loin nous citerons un fait qui nous est propre, et où les saignées répétées nous ont sauvé, sinon de la mort, du moins d'infirmités qui nous fussent restées jusqu'à la fin de notre existence.

Nous sommes très-sujet à la bronchite, qui, pour peu qu'elle soit négligée, devient profonde et dégénère en broncho-pneumonie. — Il y a quelques années, par une froide journée de novembre, nous fûmes appelé à Ostende pour un malade — qui l'était peut-être moins que nous, car déjà nous toussions cruellement depuis quelques jours, sans qu'il y eût cependant oppression. Dans la nuit qui suivit, nous fûmes pris d'une violente dyspnée, avec un pouls dur, des crachements sanguinolents, une chaleur mordicante qu'avait précédé le frisson. Nous nous hâtâmes de revenir chez nous, et nous étant mis au lit, nous prîmes du tartre émétique à dose contro-stimulante. N'ayant obtenu de ce moyen aucun soulagement, et sentant l'engorgement pulmonaire monter, nous priâmes notre confrère, M. le docteur H..... de nous pratiquer une large saignée. Ce qu'il fit. — Deux heures après, n'étant pas soulagé, nous fîmes rouvrir la saignée ; et ainsi jusqu'à trois reprises différentes, au point que le confrère en était effrayé. Tout ce temps le sang était resté couenneux; mais la détente générale se produisit, et, le lendemain, nous fûmes assez dispos pour prendre quelque nourriture. Au bout de trois jours, nous reprenions nos leçons.

Il ne s'agissait point encore de dosimétrie, de sorte qu'il ne fut question ni de strychnine, ni d'aconitine, ni de vératrine; or, voici un second fait qui prouve que grâce à ces moyens on peut se dispenser de saigner, non dans tous les cas — ce qui serait exagéré — mais dans les cas où la congestion débute à peine.

Dans un récent voyage en Suède, après une nuit froide passée sur le pont du bateau, nous fûmes pris de bronchite. (Celle-ci débute d'ordinaire par un coryza, puis la trachée-artère s'entreprend et le catarrhe gagne rapidement les bronches. Ce fut le cas ici.) Ayant trente ans de plus que lors de notre première bronchite et n'osant nous exposer aux éventualités de la saignée, nous commençâmes par un lavage à fond du tube intestinal avec le sel Chanteaud, puis nous prîmes, toutes les demi-heures, 1 granule d'arséniate de strychnine, 1 granule d'aconitine et 1 granule de digitaline (ensemble), et pour boisson, du thé avec un peu d'eau-de-vie. La nuit qui suivit cette médication fut agitée; nous nous croyions encore sur le bateau; il y eut même comme un mal de mer; mais la détente se produisit par une abondante diaphorèse et diurèse, et le lendemain nous fûmes en état de continuer notre voyage.

Par mesure de précaution, nous nous appliquâmes sur toute la poitrine un linge collodionné (1).

—

Ces deux faits prouvent qu'on peut employer les saignées répétées, ou les alcaloïdes défervescents, selon l'occurrence. La saignée est nécessaire quand il y a gêne mécanique, c'est-à-dire que les vaisseaux, gorgés de sang, ne peuvent revenir sur eux-mêmes. Cette gêne coïncide avec un état de pléthore générale, et c'est d'après cette dernière qu'il faut se guider. On a donné comme signe de la nécessité de la saignée la couenne du sang, mais comme on l'a vu dans notre premier cas, la couenne ne fait qu'augmenter par la saignée ; ce qui s'explique par la grande déperdition de globules. C'est plutôt d'après l'état du pouls qu'il faut se guider, c'est-à-dire tant que ce dernier présente de la dureté; et encore faut-il ne pas confondre cette dernière avec la dureté terreuse — pour qu'il y ait dureté organique, il faut que l'élasticité soit conservée. C'est affaire de tact médical.

Dans notre première bronchite la saignée n'a pas été suivie d'effet immédiat, et il a fallu y revenir jusqu'à deux et trois fois ; voilà pourquoi il ne faut pas faire l'ouverture de la veine trop grande, de peur du collapsus. Souvent il suffit d'une petite évacuation — comme pour donner de l'air au tonneau — et rendre à la

(1) En voyage, nous avons toujours avec nous une pharmacie de poche et une petite caisse renfermant les principaux moyens externes : éther, ammoniaque, collodion, etc.

circulation sa liberté. C'est ce qui arrive surtout quand on n'a pas laissé à la congestion le temps de s'établir.

—

Quant à cette dernière, mieux vaut l'attaquer par les saignées locales ; ainsi depuis que nous sommes entré dans notre âge de retour, nous nous faisons appliquer quelques sangsues à l'anus (4 à 5) chaque fois que les hémorroïdes — dont nous sommes porteurs — deviennent fluentes. C'est là un critérium qu'il ne faut pas négliger. L'usage habituel du sel Chanteaud a rendu plus apparent, chez nous, ce signe si nécessaire ; c'est lui qui indique qu'il y a stase dans les sinus rachidiens et crâniens, et qui permet de prévenir les suffusions ou apoplexies séreuses, dont tant de vieillards sont victimes.

Nous croyons devoir reproduire ici l'opinion de Hufeland :

« Je connais bon nombre de personnes qui ont poussé leur carrière jusqu'à quatre-vingts ans en se faisant saigner chaque année. L'âge même est souvent la seule et unique indication de la saignée chez les sujets qui n'en avaient pas eu besoin jusqu'alors ; et je ne saurais trop recommander de faire une grande attention à cette particularité. N'imitons pas ces médecins qui ne voient dans la vieillesse que faiblesse et nécessité de recourir aux toniques ; chez les personnes d'un tempérament sanguin et qui digèrent bien, la sanguification continue souvent de s'accomplir d'une manière parfaite jusqu'à un âge fort avancé, et alors seulement la quantité de sang devient dangereuse, parce que le rétrécissement des vaisseaux et la diminution de la contractilité des capillaires ne permettent plus à ce liquide de se distribuer d'une manière régulière, et amènent ainsi des congestions locales, surtout au cerveau. Ainsi tel qui avait pu s'en passer jusqu'alors, est-il obligé de se faire saigner tous les ans dès qu'il est arrivé à la cinquantaine ou à la soixantaine.

„ Qu'on ne s'en laisse imposer ici — non plus que dans l'apoplexie elle-même — par les dehors annonçant la faiblesse et l'anémie, par la pâleur et la maigreur; ce sont là, fort souvent, les sujets qui ont le plus de sang; et le pouls seul fournit des indices certains, par sa plénitude, sa force ou sa dureté. Ayant été appelé auprès d'un homme de 72 ans, d'une complexion grêle, que je trouvai pâle, insensible et privé de la parole, par l'effet d'une attaque d'apoplexie, je lui fis tirer d'abord une livre de sang; cette saignée n'ayant rien produit et la veine ne fournissant plus, je fis ouvrir celle de l'autre bras, qui en donna encore 14 onces; ce fut seulement après cette perte de 26 onces de sang que le malade recouvra la connaissance, la faculté de parler, et que l'apoplexie se dissipa d'une manière complète. „

Pour en revenir à la saignée dans la fièvre inflammatoire, nous dirons : qu'on ne risquera jamais à la pratiquer *dosimétriquement*, c'est-à-dire graduellement; et encore faut-il qu'il y ait pléthore, et que le système vasculaire n'ait pas perdu son ressort, car ne pouvant plus revenir sur lui-même, il s'y forme alors un vide où tout le sang finirait par se précipiter. Au lieu de lever l'obstacle on ne fait donc que l'augmenter. C'est pourquoi l'emploi de la strychnine est si utile dans ces cas. On resserre ainsi les parenchymes vasculaires, et de nouvelles congestions ne sont pas possibles.

—

C'est ainsi que nous procédons généralement dans

les commotions et les inflammations, au début. Nous devons ajouter que rarement la saignée est nécessaire. Dans notre service d'hôpital, il est rare que la lancette doive être tirée de son étui. Par contre, on a constamment recours à la vératrine, à l'aconitine, comme déferveseents.

—

Comment agissent ces alcaloïdes? Évidemment comme excito-moteurs : en réveillant la contractilité de la fibre organique.

—

Ce n'est que dans ces derniers temps qu'on a reconnu les qualités hémostatiques de la quinine. Avant, on avait admis une fièvre hémorrhagique : métrorrhagique, hémoptoïque, apoplectique, etc. ; on sait maintenant, de source certaine, que ces prétendues fièvres sont des congestions, que la quinine prévient ou enlève.

—

Il en est de même des fièvres miasmatiques, où le sang se porte de la périphérie au centre et produit ainsi des congestions ou plutôt des stases veineuses; car c'est surtout dans le système veineux qu'il faut chercher la source de la fièvre. Quand ce sang n'est pas rafraîchi par la respiration il s'échauffe, et la somme de calorique animal augmente. On sait aujourd'hui que cette augmentation peut être de plusieurs degrés centigrades ; la température s'élève donc en peu de temps à 38, 39, 40 et même 41° c. Aussi les fièvres algides ne le sont-elles qu'en apparence.

—

Toutes les causes qui diminuent ou suspendent l'innervation des vaisseaux par le grand sympathique, donnent lieu à une exagération de caloricité; c'est ce que l'éminent physiologiste M. Cl. Bernard a démontré par ses expériences sur les animaux. Or, les miasmes sont des agents dépressifs de la vitalité; ils augmentent la vénosité et par conséquent la chaleur du sang; en outre, ils altèrent les globules rouges et les convertissent en une espèce de gelée sans consistance.

—

Dans les inflammations franches cela n'a pas lieu, parce que la stase sanguine est purement mécanique. Ainsi quand un froid intense vient frapper la poitrine, le sang s'y accumule; il y stagne, et son sérum est converti en une sorte de couenne, de manière à lui enlever toute circulabilité. C'est ce qui produit l'hépatisation rouge, ou au premier degré. Mais bientôt la matière colorante transsude, et l'hépatisation passe à l'état gris, ou au deuxième degré.

—

Mais là ne s'arrêtent point les désordres; les globules blancs du sang, par un mouvement propre ou amyboïde, sont sortis des vaisseaux, à travers leurs pores, et ont cheminé dans le tissu interstitiel; ils y prolifèrent, tantôt en corpuscules purulents, tantôt en cellules, de manière à produire des abcès ou des hypertrophies, lesquelles venant à prendre une certaine épaisseur ou densité, compriment, atrophient et même font disparaître la texture normale de l'organe, de manière que, pour le poumon par exemple, au lieu d'un tissu spongieux, élastique, perméable, il n'y a plus qu'un tissu dur, criant sous le scalpel et, par conséquent, incapable de fonctionner comme organe respiratoire.

—

Ce que nous venons de dire du poumon peut s'appliquer à tous les organes parenchymateux, et même aux membranes, aux muscles, aux os. La lésion organique ainsi établie, il en résulte une nouvelle maladie, qu'il ne faut pas confondre avec la maladie première ou dynamique. Mais arrêter celle-ci, n'est-ce pas empêcher celle-là?

—

Les organiciens se trompent quand ils disent que toute maladie est matérielle ou anatomo-pathologique. Ou plutôt ils jouent sur les mots : quand il y a simplement congestion ils prétendent qu'il y a lésion. Mais on peut leur demander si l'injection de l'estomac pendant la faim, constitue une lésion. A coup sûr, une maladie bien facile à vaincre, puisqu'il suffit de manger.

Il faut donc empêcher qu'une maladie aiguë passe à l'état subaigu ou organique. Nous disons : état subaigu, parce qu'un tissu transformé ne jouit pas de la même vitalité que dans l'état normal. L'inflammation devient ainsi chronique ou latente ; à moins qu'une nouvelle inflammation ne vienne s'enter sur le tissu subenflammé. C'est ainsi que dans la pneumonie chronique partielle, nous voyons survenir à chaque instant de nouvelles pneumonies, jusqu'à ce que tout l'organe soit envahi.

—

Ici se présente la question : jusqu'à quel point l'art est-il puissant à guérir une lésion organique? Hélas! cette puissance est bien restreinte; et voilà pourquoi le docteur A. Latour a eu raison de dire que les médecins qui ne savent point juguler les maladies aiguës au début, c'est-à-dire les empêcher de passer à l'état organique, sont « d'inutiles naturalistes, passant leur vie à dessiner et décrire les maladies de l'homme » — ce qui suppose de nombreuses autopsies ; aussi voyez comme ils sont heureux chaque fois qu'ils peuvent enrichir leur funèbre nomenclature!

—

Tant qu'il y a simplement exsudation — mais non transformation — on peut espérer de ramener l'organe à son état normal. Pour cela, on emploie ce qu'on a nommé les *fondants* — qui sont, à proprement parler, des médicaments qui activent l'absorption; comme l'iode et ses composés.

—

Mais il faut, avant tout, stimuler la vitalité; voilà pourquoi la strychnine est un si puissant moyen dans les maladies chroniques. Les anciens avaient déjà remarqué que pour guérir un mal chronique, il fallait commencer par le rendre aigu. N'est-ce pas ainsi qu'agissent les eaux sulfureuses et arsénicales? Aussi les arséniates et les sulfures jouent-ils un grand rôle dans le traitement des maladies chroniques

—

Comme c'est généralement aux maladies chroniques que le médecin a à faire, nous allons tracer ici quelques règles de conduite.

La durée de la maladie entraîne une grande perte de forces vitales; ce sont donc ces dernières qu'il faut soutenir. Un médecin qui ferait autrement risquerait de voir la maladie guérir et son malade mourir.

—

Ceci n'est pas une plaisanterie, mais une triste réalité, du genre de celles que Molière reprochait aux médecins. Combien de fois n'arrive-t-il point que le médecin dit: « Je l'aurais guéri si la nature m'en avait laissé le temps. » Mais ce temps, c'est au médecin à le donner en soutenant les forces vitales.

—

Les arséniates doivent donc ici faire la base du traitement : arséniate de strychnine, contre la faiblesse nerveuse; arséniate de quinine, contre les redoublements nocturnes de la fièvre; arséniate de soude, de potasse, d'antimoine, contre les engorgements; arséniate de fer, contre l'état chlorotique, etc.

—

Le médecin peut encore emprunter ses modificateurs

aux salicylates, aux benzoates, aux bromhydrates, aux phosphites et hypophosphites, aux valérianates, aux iodhydrates, etc. Comme on le voit, ce ne sont pas les moyens qui lui manquent. Mais pour cela, il faut y avoir foi et savoir bien les manier.

—

Il faut également ne pas perdre de vue que souvent la maladie chronique prend une forme aiguë, et que si cette marche peut être quelquefois salutaire (*febris diva* des anciens), elle peut également être fatale. Aussi, c'est à diriger cette fièvre que le médecin doit s'appliquer : à la modérer quand elle est trop violente, à la stimuler quand elle est trop lente. Or, ce n'est jamais par les débilitants qu'il arrivera à ses fins, mais plutôt par les nevrosthéniques ; comme nous le démontrerons dans le paragraphe suivant.

FIÈVRE DE CONSOMPTION OU HECTIQUE.

Nous abordons ici la plus terrible des fièvres contre lesquelles le médecin a à lutter. Nous voulons parler de la fièvre hectique, qui consume le malade et finit par le faire succomber, parce que dans cette fièvre il y a une altération organique, la plupart du temps trop avancée pour pouvoir être guérie.

—

La fièvre hectique prend, généralement, une forme lente ; mais elle peut être *galopante* et entraîner le malade en quelques semaines, comme en quelques mois.

Le prototype de cette fièvre c'est celle qui accompagne la tuberculose pulmonaire; une fois déclarée, elle procède par exacerbations qui ont lieu généralement le soir, et se terminent par une transpiration diffuse sur le matin.

—

La peau est chaude mais halitueuse, et a une tendance à se refroidir par l'évaporation qui a lieu à sa surface. Le pouls est accéléré, petit, sans résistance. La face est injectée, surtout aux pommettes, et par suite de l'émaciation, les doigts s'allongent et donnent à la main un cachet d'élégance.

Vers la fin il se déclare une diarrhée colliquative, séreuse, mais sans odeur spéciale ; quelquefois il existe des ulcérations, conséquence de la fonte de tubercules intestinaux.

—

Au début, la marche de la fièvre hectique est franchement rémittente; dans les périodes suivantes, les rémissions deviennent parfois de véritables rémittences à type quotidien ou tierce.

—

Quoique la fièvre hectique se rattache à une lésion ou destruction d'organe, on peut ralentir sa marche par les médicaments défervescents, surtout par l'arséniate de caféine, qui, comme nous l'avons dit, est un médicament compensateur, puisqu'elle diminue les pertes du corps, tout en activant le mouvement de composition. On peut donner l'arséniate de caféine jusqu'à 20 granules par jour, car le remède n'a rien de toxique. Sous son influence, le pouls se ralentit et les transpirations diminuent.

—

Quant aux tubercules, on sait qu'une fois passés à l'état de fonte, rien ne peut les arrêter. Cependant il y a de nombreux exemples de cavernes ou ulcères tuberculeux qui se sont cicatrisés, et où les malades ont été guéris. — Cela dépendra donc du nombre des tubercules. On comprend que lorsque tout l'organe en est farci il n'y a rien à espérer; tout au plus peut-on retarder la marche fatale du mal.

—

Nous devons faire connaître ici l'opinion de Hufeland sur la disposition à la phthisie pulmonaire

On distingue deux genres ou modifications de cette disposition : l'*atone* et la *floride* ou inflammatoire.

Dans la première, il y a relâchement des poumons et atonie de l'économie entière, une toux fréquente, avec expectoration muqueuse, devenant de plus en plus abondante, la caractérise, et le principal moyen de prévenir sa dégénérescence en véritable phthisie, consiste à fortifier, à faire habituellement usage du lichen d'Islande, du quinquina et autres substances semblables. Les émissions sanguines nuiraient ici, et ne feraient qu'accélérer la transition à laquelle on veut s'opposer.

Dans la seconde, au contraire, il existe un état phlogistique des poumons, une irritation et souvent des tubercules dans ces organes, une tendance de leur part à s'enflammer et, de plus, une exaltation de l'irritabilité du système sanguin entier : rougeur des pommettes, qui semblent avoir été peintes, chaleurs fréquentes aux joues et aux mains, pouls toujours irrité, fréquemment des élancements ou des douleurs dans la poitrine, avec toux brève et sèche, asthme, propension aux saignements de nez et mouvements fébriles. En pareil cas l'unique moyen de conserver la vie et de prévenir l'invasion de la véritable phthisie pulmonaire est un régime antiphlogistique et de temps en temps de petites saignées. — Une saignée modérée, de six à huit onces, tous les deux, trois ou quatre mois, des cautères ou mieux encore le garou aux bras, à l'intérieur, le petit-lait et le lait, les sucs exprimés ou les mellites de pas-d'âne, de cerfeuil, de bourrache et de chiendent, le suc de concombre et la digitale à petites doses, tels sont les moyens à l'aide desquels je suis souvent parvenu à faire franchir la plus dangereuse période de la vie aux personnes ainsi constituées, celles de 16 à 25 ans. La nature elle-même nous fournit chez les femmes la meilleure preuve de l'utilité des émissions sanguines en pareil cas, car personne n'ignore que la menstruation est le plus sûr moyen de prévenir longtemps le développement de la phthisie pulmonaire chez celles mêmes qui y sont le plus prédisposées; tandis que quand les règles s'arrêtent la maladie éclate dans toute sa force, et la malade est perdue sans ressource.

Il est évident que Hufeland distingue la scrofulose de la tuberculose proprement dite. Dans la première, il s'agit d'inflammations entées sur une constitution molle, atone ; leur marche est lente, les caractères objectifs et subjectifs sont peu marqués, et les produits caséeux dénotent une combustion incomplète. C'est ainsi que se forment les adénites, les pneumonies, les ostéites scrofuleuses. Ce n'est qu'à la fin que la fièvre se déclare, quand les désordres organiques ont une certaine étendue. Les inflammations scrofuleuses tendent à l'ulcération, aussi sont-elles très-difficiles à combattre : nous en trouvons un exemple dans l'ophthalmie scrofuleuse. Il faut pour les dissiper les toniques les plus puissants ; et comme le fait observer Hufeland, les saignées ne conviendraient pas ici. Comme moyen externe il faut recourir aux stimulants, et même aux cautérisants ; comme moyens internes, le vin, le quinquina, le lichen d'Islande, qui sont particulièrement indiqués dans ce cas.

—

La phthisie *floride* s'observe, au contraire, chez les personnes qui ont toutes les apparences d'une belle constitution. Ce sont généralement des organisations d'élite, physiquement et moralement : les traits élégants, la chevelure abondante, les yeux brillants, une conception rapide, une grande affectivité. Les tissus ont une transparence qui laisse voir le sang à travers ; la peau est d'une pâleur mate avec des nuances de carmin, surtout aux joues. Ces personnes sont très-disposées à la fièvre; pour un rien elles ont une laryngite, une bronchite, une pleurésie, etc. Les moindres émotions morales dérangent les fonctions, surtout la digestion et la menstruation. Elles sont aussi prédisposées à la tuberculose, dont les germes remontent souvent à la naissance et au delà. Ce sont des germes d'abord imperceptibles, puis ayant le volume, la forme, la transparence d'un grain de millet. En se développant, ces grains forment de petites masses concrètes, quelquefois calcaires, qui exercent sur les tissus susenvironnants une irritation continuelle, et s'il s'agit de la muqueuse respiratoire, qui provoquent la toux. C'est la première phase apparente de la maladie, car jusqu'ici on ne pouvait qu'en soupçonner l'existence, mais non l'affirmer. Bientôt il se déclare des points pleurétiques, pneumoniques, et la maladie entre dans sa deuxième phase, celle de fièvre lente, à exacerbations nocturnes. Plus tard se forment les abcès, avec une expectoration muco-purulente, et la fièvre de consomption ou erratique est déclarée. La maladie marche alors avec une grande rapidité. Des frissons irréguliers ont lieu, la chaleur monte à 39-40° c. alternant avec les transpirations colliquatives. Tout indique donc un mouvement de dénutrition très-rapide, aussi la maigreur devient excessive. C'est dans ces phthisies florides que conviennent les arséniates, notamment l'arséniate de caféine, comme médicament compensateur.

—

Les points d'irritation doivent être enlevés par les révulsifs, et c'est pour cela que l'auscultation et la percussion sont si nécessaires. Cependant, qu'on ne s'y trompe pas, il faut avant tout les modificateurs vitaux ; aussi est-on obligé de recourir à la strychnine, à l'aconitine, la digitaline, la morphine, comme modérateurs de la sensibilité. Les frissons doivent être prévenus et combattus par l'arséniate ou l'hydro-ferro-cyanate de quinine.

—

Quant aux spécifiques de la phthisie tuberculeuse,

nous devons dire qu'il n'y en a pas, par la raison que la maladie elle-même n'a rien de spécifique. On fera donc bien d'en avertir les familles, afin qu'elles ne soient dupes des annonces du charlatanisme. Nous ne voulons pas prétendre qu'il n'y ait point d'exemples de guérison ; mais ces exemples sont rares. Ce qu'on guérit, ce sont les inflammations scrofuleuses et non la phthisie proprement dite ; ainsi nous pourrions citer de nombreux cas de guérison de pneumonies caséeuses, parce que, en élevant la combustion respiratoire, les matériaux gras sont brûlés ou absorbés.

En résumé, si la phthisie floride appartient à quelques organisations d'élite, la phthisie atone est propre aux tempéraments lymphatiques et scrofuleux. Et encore faut-il établir une distinction entre ces deux derniers états. Dans la scrofulose il y a acidisme, c'est-à-dire prédominance des acides butyrique, lactique, oxalique ; c'est la glycosurie qui est restée en deçà de l'état physiologique, c'est-à-dire que la substance glycoreuse n'est pas brûlée intégralement. L'exhalation de l'acide carbonique est donc incomplète, sinon nulle. Par contre, les sécrétions athéromateuses sont augmentées ; de là les engorgements froids, qu'on confond avec les tuberculoses. Dans l'état lymphatique il y a surabondance de globules blancs du sang ou leucocythes, c'est pour cela que Hufeland place les affections abdominales parmi celles qui prédisposent à la phthisie. Nous en avons cité des exemples plus haut.

Mais le lymphatisme ne conduit pas nécessairement à la phthisie floride. Celle-ci est au contraire l'apanage des tempéraments nervoso-sanguins. La phthisie des lymphatiques est une espèce de leucocythémie dans laquelle il se pourrait que les globules blancs se métamorphosassent en granulations miliaires ; de sorte que ce genre de phthisie serait voisin de la phthisie floride.

Fièvre dyshémique. — Cette fièvre est amenée par une altération ou vice de la nutrition. C'est un état humoral avec réaction vitale. Du côté de l'appareil digestif on constate de l'anorexie, de la soif, de la constipation, parfois des nausées et des vomissements, de la diarrhée. Les sécrétions des muqueuses et des reins sont diminuées, la peau paraît sèche au toucher, ce qui n'empêche la perspiration insensible d'être augmentée considérablement. Les urines sont de couleur foncée, rouge, alors même qu'elles ne contiennent, ni sang, ni matières colorantes de la bile. Quand on les secoue, elles donnent une écume blanche. Leur densité est augmentée ; le chiffre de l'urée et des phosphates excède de beaucoup ceux de l'urine normale.

Fréquemment, au déclin de la fièvre, on trouve de l'acide urique et des urates sodique et d'ammoniaque en quantité excédant la normale et se précipitant, par refroidissement, sous forme de sédiments jaunes et rouges. Quand la fièvre cesse toutes les sécrétions redeviennent abondantes.

—

La nutrition est toujours profondément troublée. « Toute fièvre, dit Spring, use le corps et amène la consomption ou le marasme, non-seulement par inanition, mais en même temps par destruction réelle. La graisse disparaît la première ; les muscles et les nerfs s'atrophient ensuite, l'augmentation de l'urée, des phosphates, provient de cette source. Il suffit de deux ou trois semaines pour diminuer le poids du corps de 20 à 30 p. c. !

—

Nous allons maintenant passer en revue les principales fièvres dyshémiques et indiquer le traitement à y opposer. Dans l'ordre de leur acuité, nous parlerons d'abord des fièvres dues à un excès d'azotification, puis de celles qui sont le résultat d'un manque de décarbonisation.

—

a) Fièvres urémiques, — ammoniémiques. — Ces fièvres appartiennent à la catégorie des fièvres adynamiques ou ataxiques ; il y a donc une grande variabilité dans la température, c'est-à-dire des exacerbations nocturnes ou matinales ; elles sont accompagnées de vomissements, dyspnées, douleurs articulaires, de symptômes convulsifs ou cérébraux, selon que les principes azotés agissent plus spécialement sur tel ou tel organe ou système organique. Souvent c'est la maladie des reins qui prédomine (maladie de Bricht). Le traitement doit consister en rafraîchissants, surtout par le sel Chanteaud, l'administration de la strychnine, de l'aconitine, de la digitaline : 1 granule de chaque jusqu'à cessation de la fièvre. Dans la période de rémittence on donnera l'arséniate ou l'hydro-ferrocyanate de quinine.

—

b) *Fièvre albuminurique.* — Elle prend les caractères d'une fièvre de consomption, la nutrition étant profondément altérée. Nous l'avons vu enlever en moins de six mois une jeune personne fortement constituée. Il se déclare des lésions du côté des reins et du foie (cirrhose). Il faut augmenter la plasticité du sang par une alimentation substantielle et animalisée, le rafraîchir au moyen de sel Chanteaud, et donner la strychnine, comme incitant vital.

—

c) *Fièvre diabétique.* — Cette fièvre est également une fièvre de consomption : la peau est sèche, rude, comme écailleuse, il y a quelquefois des sueurs profuses, mais seulement quand la fièvre hectique s'est déclarée. On peut voir dans certains cas une efflorescence sucrée ressemblant à du givre (Vogel). La perspiration insensible est toujours diminuée, de même que l'exhalation pulmonaire. Le malade a une soif inextinguible. Le pouls s'accélère, les conjonctives s'injectent et il y a privation de sommeil; souvent il y a un goût sucré dans la bouche; d'autres fois, elle est fade, pâteuse. Les urines sont épaisses, sirupeuses; quelquefois aussi, limpides et insipides. Le tégument se couvre d'éruptions herpétiques, impétigineuses, les dents se carient. Il y a tendance à la phthisie pulmonaire. Le traitement doit consister surtout dans les rafraichissants et les toniques : sel Chanteaud, arséniates, strychnine, etc.

—

d) *Fièvre cholémique.* — Cette fièvre est caractérisée par une vive irritation, un prurit insupportable, une sécheresse du gosier, un abattement général, les urines rares et mordantes. Il faut lui opposer un régime rafraîchissant, les bains, et à, l'intérieur, la strychnine, la quassine, pour rétablir l'excrétion biliaire. Le sel Chanteaud est ici indispensable.

—

e) *Fièvres goutteuse et rhumatismale.* — Ces fièvres se rattachent, en général, à un excès d'acides urique et sudorique dans le sang, par conséquent à une suppression ou diminution de la diaphorèse et de la diurèse. Il va sans dire que les maladies des reins et de la peau y prédisposent. Ces fièvres sont dangereuses, parce qu'elles tendent à se localiser sur les organes nobles : le cerveau, le cœur, l'estomac. Il faut donc les combattre en imprimant une forte secousse à l'économie en faisant tomber la chaleur mordicante (40, 41° c.) C'est ce qu'on obtiendra par la strychnine, la vératrine, comme dominante : 1 granule de chaque toutes les demi-heures pendant l'acuité de la fièvre — la quinine (hydro-ferro-cyanate) pendant la période de rémission ; — comme variante, par la morphine, l'hyosciamine, la digitaline.

—

f) Fièvre hémoglobinurique. — Cette fièvre se caractérise par une dissolution des globules rouges du sang, dont la matière colorante se trouve dans l'urine sous forme d'un marc brunâtre. Elle appartient donc à la catégorie des fièvres de consomption et peut conduire à la phthisie. Il faut la combattre par les toniques : arséniate de strychnine, de fer, de soude, de caféine, et un régime salin.

—

g) Fièvre anémique. — A la suite de toutes les grandes pertes de sang le pouls s'accélère — quelquefois jusqu'à 100 pulsations par minute — et le calorique animal s'élève à 39, 40° c. Cela dépend de ce que ces organes ne reçoivent point leur stimulus habituel. Les phénomènes plastiques de l'inflammation ne tardent point alors à se produire, comme on l'observe après les métrorrhagies puerpérales. Les nouvelles accouchées sont prises de méningite, de péritonite, de péri et endo-cardite, le plus souvent mortelles. Il faut donc se hâter de remonter la vitalité et de reconstituer le sang par l'arséniate de strychnine et l'arséniate de fer, tout en donnant les défervescents : aconitine, vératrine, et les calmants : morphine, hyosciamine.

—

h) *Fièvre lente nerveuse.* — Elle est caractérisée par une grande prostration : le pouls est petit, dépressible, très-accéléré, souvent irrégulier ; la chaleur reste plus élevée que dans l'état physiologique — souvent de deux degrés et plus, pendant deux, trois, quatre semaines, avec des oscillations légères. L'insomnie alterne avec la somnolence et s'accompagne d'agitation et de rêvasseries. Il y a tendance aux hypostases et à la thrombose. Le traitement consistera surtout dans l'emploi de l'arséniate de strychnine et dans un régime analeptique. Si la chaleur devient excessive, ainsi que l'agitation, on donnera l'aconitine, conjointement avec la strychnine : 1 granule de chaque, toutes les demi-heures et successivement toutes les heures.

CONCLUSION.

Nous venons de passer en revue les principales fièvres, et ce que nous en avons dit prouve que derrière la *sthénie* se cache toujours l'*asthénie*. C'est pour avoir méconnu cette vérité que les organiciens ont fait tant de mal à l'humanité : ils n'ont vu que le désordre local et non le trouble primordial ; ou plutôt, ils ont fait de ce dernier un effet, tandis qu'il est cause. De là l'absence complète de toute thérapeutique au début des maladies aiguës, et cette fatale expectation qui a fait des médecins « d'inutiles naturalistes ».

—

L'idée d'abstraire la fièvre de la lésion locale a pu paraître paradoxale, et pour beaucoup de médecins est encore incompréhensible. Cependant ce fait se produit tous les jours en chirurgie, où les lésions les plus graves ne donnent lieu à aucune fièvre quand elles sont convenablement traitées. Ainsi depuis qu'on a introduit dans les services chirurgicaux les méthodes désinfectante et défervescente, il n'y a plus de ces septicémies qui autrefois faisaient le désespoir du chirurgien. De même, il peut y avoir pneumonie, pleurésie, mais si on a soin d'écarter la fièvre, ces affections se terminent d'une manière latente ou par résolution.

Les fièvres miasmatiques rentrent toutes dans la même catégorie, dans ce sens que toutes peuvent être jugulées en s'y prenant bien et à temps. La lutte entre la maladie et la nature se trouve ainsi terminée par l'art.

Plût au ciel que nos guerres barbares pussent être terminées par l'intervention de la justice et du sentiment humain! Mais dans ces luttes cruelles, chacun ne considère que son intérêt.

—

La médecine est donc devenue un art vraiment humain, grâce à la méthode dosimétrique, puisque c'est cette méthode qui a proclamé le principe de la jugulation de la fièvre, sans s'occuper de la lésion locale, autrement que pour y porter des remèdes locaux. C'est elle (la dosimétrie) qui a tracé la route à la médecine engagée dans les fondrières de l'allopathie. C'est elle qui a fait appel à tous les médecins de bonne volonté pour rétablir sur ses autels la doctrine du vitalisme, d'où l'avait précipitée l'orgueil des organiciens. C'est elle (la dosimétrie) qui a ramené la foi dans la thérapeutique et qui a fait que dorénavant les médecins ne seront plus d'inutiles naturalistes.

Puisse le présent Manuel contribuer à raffermir cette foi et à l'étendre à toute la communauté des médecins qui ne seront plus exposés ainsi à tomber dans les excès allopathiques, au détriment des malades et des médecins eux-mêmes. L'homœopathie a été un avertissement salutaire. La dosimétrie sera un ralliement.

Dr Burggraeve.

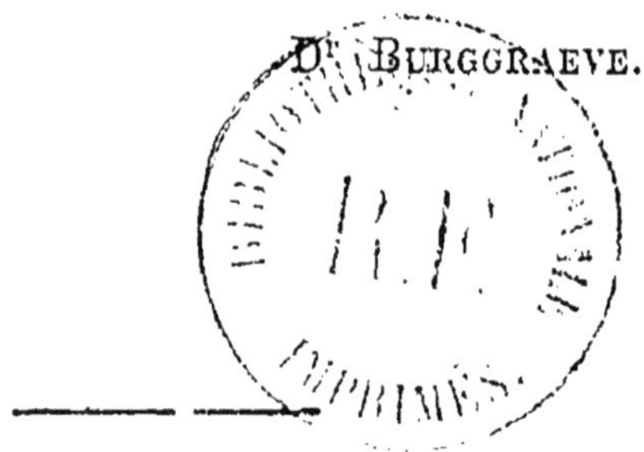

TABLE ANALYTIQUE

DES

MATIÈRES TRAITÉES DANS CE MANUEL

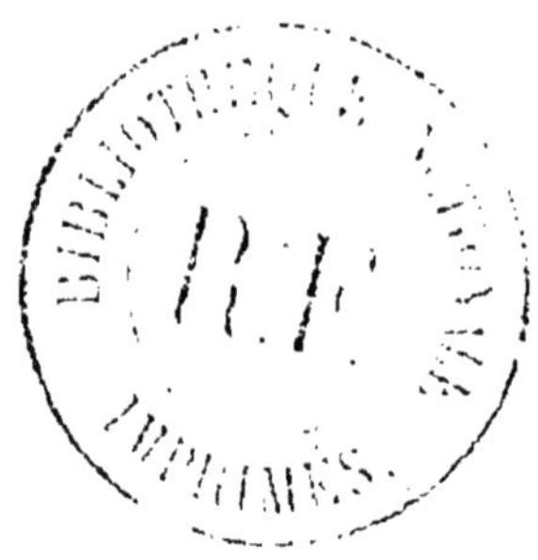
R.F.

GRANULES DOSIMÉTRIQUES

POUR L'INCITATION VITALE

Caféine, — Quassine, — Arséniate de strychnine.

Les médecins trouveront dans ces granules de puissants auxiliaires, tant pour la diététique que pour la thérapeutique. Une maladie est toujours un épuisement de forces, comme dans une grande fatigue : au début du traitement il faut donc toujours remonter la vitalité.

La *quassine* est l'incitant vital de l'estomac, — la *caféine*, du cerveau, — l'*arséniate de strychnine*, des nerfs et du sang.

La manière de les prescrire est indiquée dans le ***Manuel de thérapeutique dosimétrique.***

Prix : fr. 4.50 la boîte, avec remise ordinaire aux médecins et aux pharmaciens.

SEL SEDLITZ

DÉSHYDRATÉ, EFFERVESCENT

CHANTEAUD

La vulgarisation du Sedlitz Chanteaud compte parmi les plus grands services rendus à la santé.

Déjà, on peut dire qu'un grand nombre des maladies spontanées, c'est-à-dire dépendant d'un échauffement du sang et d'un vice de nutrition, ont disparu. C'est donc, à la fois, un rafraîchissant et un dépuratif.

Les médecins y trouvent un puissant auxiliaire de leurs médications, qui ne sont jamais mieux supportées que lorsque le canal intestinal est complétement débarrassé des matières qui l'obstruent : des matières *peccantes*, comme disaient avec raison les anciens, parce que ce sont ces matières qui en fermentant, produisent ou entretiennent la fièvre. Voilà pourquoi tout traitement actif doit débuter par là.

Le Sedlitz Chanteaud fera disparaître les drogues nuisibles qu'on vend au public sous le nom fallacieux de : Pilules de santé, — Pilules digestives, — Pilules antifermentatives, etc. — et qui sont composées de drastiques, au point d'irriter la membrane gastro-intestinale et souvent de la détruire.

Tout ceci explique la faveur avec laquelle le Sedlitz

Chanteaud a été accueilli par les médecins. Il serait à désirer que les remèdes domestiques se présentassent toujours sous le couvert des hommes de l'art, qui ont seuls mission de veiller à la santé publique et particulière.

Le Sedlitz déshydraté effervescent Chanteaud se vend dans toutes les pharmacies. Vente en gros à l'Institut dosimétrique, à Paris, rue des Francs-Bourgeois, 54.

Exiger la signature. Les flacons sont accompagnés d'une explication pour l'emploi.

Prix 3 fr. pour le public. — 2 fr. pour les pharmaciens et les médecins.

SUCRE

A L'OXYDE DE FER SOLUBLE

CH. CHANTEAUD

De toutes les préparations ferrugineuses, la seule qui ne produise point des renvois nidoreux ou des dérangements de corps, c'est le sucre à l'oxyde de fer soluble, parce qu'il se prend en déjeunant ou en dînant, et qu'il est absorbé en même temps que les aliments, ce qui est important quand il s'agit d'un traitement de longue durée : comme quand il est nécessaire de modifier la constitution et de refaire le sang.

Le sucre à l'oxyde de fer soluble de Chanteaud est donc autant un aliment qu'un remède. Il fait disparaître en peu de temps les chloro-anémies les plus rebelles.

Le sucre Chanteaud est particulièrement avantageux aux enfants et aux jeunes personnes en retard de règles. Ce sucre est un reconstituant du sang et ne produit aucun trouble de la digestion; au contraire, il l'active. Aux enfants il suffit d'une cuillerée à café, avant le potage pour les jeunes personnes, deux cuillerées; et pour les adultes trois cuillerées. Ce sucre n'ayant aucune saveur styptique, peut être pris avec le potage ou avec un peu d'eau.

Se vend dans toutes les pharmacies et à l'Institut dosimétrique, rue des Francs-Bourgeois, 54, à Paris.

Prix : 4 francs pour le public.

(*Exiger la signature.*)

Bruxelles. — Typ. Vᵉ Ch. Vanderauwera.

www.ingramcontent.com/pod-product-compliance
Ingram Content Group UK Ltd.
Pitfield, Milton Keynes, MK11 3LW, UK
UKHW020602180726
13838UKWH00001B/385

9 782329 048772